BONNE ÉNERGIE POUR VIE

Comment Le Métabolisme Favorise Une Santé Et Un Bien-Être Inébranlables

Emma Wilcher

TABLE DES MATIÈRES

Conclusion

La clé d'une santé et d'un bien-être à long terme

- **Intégrer le métabolisme dans une approche holistique de la santé**
- **Vivre une vie métaboliquement optimisée**
- **Réflexions finales**

Introduction

UN Bien que le terme métabolisme soit fréquemment utilisé, sa véritable signification dans notre vie quotidienne est parfois négligée. Au cœur de la digestion se trouve chacun des cycles chimiques qui se produisent dans notre corps pour assurer la vie. Ces cycles convertissent la nourriture que nous mangeons en énergie, qui contrôle chaque capacité du corps - de la respiration et de la pensée au mouvement et au développement. La digestion ne consiste pas seulement à brûler des calories ; le moteur fait fonctionner tout, affectant la façon dont nous nous sentons, la façon dont nous vieillissons et la façon dont notre corps réagit au repos et au mouvement.

- ## Un aperçu du métabolisme

Il existe deux principaux types de métabolisme : le catabolisme et l'anabolisme. Le catabolisme est l'interaction par laquelle notre corps sépare les particules pour fournir de l'énergie. Cela se produit lorsque les aliments sont transformés et que des suppléments sont ingérés dans le système circulatoire. D'autre part, l'anabolisme est le processus de construction dans lequel les cellules utilisent l'énergie pour créer de nouvelles protéines, de nouveaux tissus et d'autres parties vitales du corps.

La production d'énergie, nécessaire à toutes les fonctions corporelles, est au cœur du métabolisme. Que nous soyons conscients ou endormis, notre corps transforme continuellement des compléments en énergie. Cette énergie alimente tout, des capacités mentales de notre esprit aux muscles que nous utilisons lorsque nous marchons ou faisons de l'exercice. La vitesse à laquelle ces cycles se produisent, connue sous le nom de métabolisme de base (BMR), varie d'un individu à l'autre et peut être affectée par des facteurs tels que l'âge, l'orientation, les qualités héréditaires et les niveaux de travail réels.

• L'importance d'avoir de l'énergie au quotidien

L'énergie n'est pas seulement quelque chose que nous obtenons lorsque nous dormons bien ou buvons du café. L'énergie clé contrôle chaque système du corps humain. Sans une production d'énergie adéquate, des organes essentiels comme le cœur, les poumons et le cerveau ne pourraient pas fonctionner correctement. Au niveau cellulaire, l'énergie stimule la réparation, la croissance et, en général, l'entretien du corps, favorisant ainsi le bien-être physique et psychologique.

Les capacités et l'énergie passées influencent notre prospérité profonde et mentale. Un système digestif qui fonctionne bien maintient un discernement inébranlable, un état d'esprit positif et une préparation mentale, tandis que de faibles niveaux d'énergie sont souvent liés à la fatigue, aux sautes d'humeur et au manque d'inspiration. Nous pouvons mieux contrôler notre santé, notre bien-être et notre vitalité à long terme en comprenant comment notre métabolisme génère et gère l'énergie.

• **La motivation derrière le livre**

L'objectif de ce livre est de creuser le lien ahurissant entre la digestion et le bien-être, en donnant des informations sur ce que signifient les niveaux d'énergie pour la santé en général. En comprenant les mécanismes de la digestion, nous pouvons comprendre comment la rationaliser pour une énergie accrue, un meilleur bien-être et une prospérité améliorée.

Nous étudierons les procédures visant à améliorer la capacité métabolique, le rôle de la nutrition, de l'exercice, du repos et des facteurs de style de vie qui ont un impact sur la digestion. Ce livre vous guidera à travers l'étude de la digestion d'une manière ouverte et ouverte, offrant des conseils pratiques pour la vie quotidienne. Que vous souhaitiez améliorer votre niveau d'énergie, gérer votre poids ou travailler sur votre bien-être général, les informations contenues dans ces pages vous inciteront à faire des choix éclairés pour une vie meilleure et plus vivante.

Le voyage commence par la compréhension qu'une bonne énergie est la clé d'une vie heureuse et saine et cela commence par le métabolisme.

Chapitre 1

Comprendre Le Métabolisme

- ## Qu'est-ce que le métabolisme ?

Le métabolisme englobe l'essentielLes réactions chimiques qui maintiennent la vie dans notre corps, permettent la croissance, la reproduction, la réparation des tissus et la réactivité environnementale. Essentiellement, le métabolisme transforme les aliments que nous mangeons en énergie, qui alimente toutes les fonctions corporelles, de la respiration et de la pensée à la course et à la musculation. Pour apprécier l'importance du métabolisme pour la santé globale, il est essentiel de comprendre le fonctionnement des systèmes énergétiques du corps, le rôle des enzymes et des hormones dans ces processus et les différents facteurs qui affectent le taux métabolique.

Comprendre Le Métabolisme

Un regard approfondi sur les systèmes énergétiques du corps: catabolisme et anabolisme

Le métabolisme peut être divisé en deux processus principaux: le catabolisme et l'anabolisme. Ces deux éléments travaillent en tandem pour maintenir l'équilibre énergétique du corps et garantir que les cellules reçoivent le carburant nécessaire pour fonctionner efficacement.

- **Catabolisme**Le catabolisme désigne le processus métabolique qui implique la décomposition de molécules complexes en molécules plus simples, ce qui entraîne la libération d'énergie sous forme d'ATP (adénosine triphosphate). Au cours du catabolisme, les nutriments comme les glucides, les lipides et les protéines sont décomposés en unités plus petites, notamment le glucose, les acides gras et les acides aminés. Ces composants plus petits sont ensuite utilisés par le corps pour générer de l'énergie, ce qui est crucial pour diverses fonctions telles que la contraction musculaire, la digestion et la régulation de la température corporelle. Cette décomposition est essentielle car elle libère l'énergie stockée dans les aliments pour l'utilisation du corps.

- **Anabolisme**L'anabolisme est la phase constructive du métabolisme, où le corps exploite l'énergie pour construire et réparer les tissus, synthétiser les hormones et créer d'autres molécules complexes. L'anabolisme sert de contrepartie au catabolisme; plutôt que de décomposer les molécules, il se concentre sur l'assemblage de structures plus grandes comme les protéines et l'ADN à partir de blocs de construction plus petits. Ce processus est essentiel à la croissance, à la réparation cellulaire et au maintien d'un système immunitaire sain.

• Le Rôle Des Enzymes Et Des Hormones

Les enzymes et les hormones jouent un rôle essentiel dans la gestion des réactions chimiques complexes qui constituent le métabolisme. En leur absence, ces processus se dérouleraient trop lentement pour permettre la vie, empêchant le corps de transformer les nutriments en énergie utilisable.

- **Enzymes**

Les protéines appelées enzymes augmentent la vitesse des réactions chimiques dans les composés corporels. Chaque réponse métabolique dépend d'un composé particulier pour fonctionner. Par exemple, les enzymes digestives facilitent la décomposition des aliments en nutriments fondamentaux, tandis que d'autres enzymes présentes dans les cellules aident à convertir ces nutriments en ATP. Sans enzymes, le corps aurait du mal à digérer les aliments, à absorber les nutriments ou à générer de l'énergie suffisamment rapidement pour répondre aux exigences des activités quotidiennes.

- **Hormones**

Les hormones servent de messagers chimiques qui jouent un rôle crucial dans la régulation de divers processus métaboliques, tels que la vitesse à laquelle le corps brûle des calories, stocke les graisses et synthétise des protéines. Ces hormones qui contrôlent le métabolisme sont produites par le système endocrinien, qui comprend la thyroïde, le pancréas et les glandes surrénales. Par exemple :

- **Hormone thyroïdienne**

Les hormones thyroïdiennes (T3 et T4) sont des régulateurs clés du métabolisme de l'organisme. Des niveaux élevés de ces hormones entraînent une augmentation du métabolisme, tandis que des niveaux plus faibles entraînent un ralentissement du métabolisme.

- **Insuline**

L'insuline, produite par le pancréas, aide à gérer la glycémie et facilite le stockage du glucose dans les cellules, en plus de son implication dans le métabolisme des graisses.

- **Cortisol**

Le cortisol, une hormone libérée en réponse au stress, peut affecter le métabolisme en augmentant la production de glucose et en encourageant le stockage des graisses en réponse aux menaces perçues.

Déséquilibres hormonaux

Peut entraîner des troubles métaboliques, notamment l'hypothyroïdie (caractérisée par une thyroïde sous-active), qui peut ralentir le métabolisme, ou l'hyperthyroïdie (caractérisée par une thyroïde hyperactive), qui peut accélérer le métabolisme et provoquer une perte de poids involontaire.

• Taux Métabolique De Base (BMR)

Ce que cela signifie et comment cela affecte les dépenses énergétiques

Le métabolisme de base (BMR) correspond au nombre de calories nécessaires à l'organisme pour assurer ses fonctions vitales essentielles, notamment la respiration, la circulation, la production cellulaire et la régulation de la température. Le BMR constitue la plus grande partie des dépenses caloriques quotidiennes, ce qui en fait un élément crucial pour évaluer les besoins énergétiques totaux d'un individu.

Le métabolisme de base est influencé par plusieurs facteurs, notamment le poids, la taille, l'âge et le sexe. En général, un métabolisme de base élevé indique que le corps brûle plus de calories au repos. Par exemple, une personne jeune et active avec une masse musculaire plus importante aura généralement un métabolisme de base plus élevé qu'une personne plus âgée avec moins de muscles et plus de graisse corporelle, car le tissu musculaire est plus actif sur le plan métabolique et brûle plus de calories que le tissu adipeux, même lorsque le corps est au repos.

Le métabolisme de base (BMR) est essentiel car il établit le nombre minimum de calories nécessaires à un individu pour maintenir son poids actuel. Lorsqu'une personne consomme plus de calories que son BMR, elle prend du poids ; à l'inverse, consommer moins de calories que son BMR entraînera une perte de poids. Par conséquent, il est essentiel de comprendre le concept de BMR pour toute personne souhaitant gérer son poids ou améliorer son métabolisme par des choix alimentaires et des exercices physiques.

- ## **Facteurs Influençant Le Métabolisme**

Âge, sexe, génétique et mode de vie

Différents facteurs influent sur le métabolisme d'un individu, notamment l'âge, le sexe, la génétique et les habitudes de vie. Bien que certains de ces éléments soient hors de notre contrôle, le fait d'en être conscient peut permettre aux individus de faire de meilleurs choix concernant leur santé et leur fonction métabolique.

1. Âge

À mesure que les individus vieillissent, leur métabolisme ralentit souvent, principalement en raison d'une diminution de la masse musculaire et de variations des niveaux d'hormones. Les personnes âgées remarquent souvent une diminution de leur métabolisme de base (BMR), ce qui peut entraîner une prise de poids si elles maintiennent le même apport calorique que dans leurs jeunes années. La pratique d'une activité physique régulière, en particulier la musculation, peut aider à atténuer cet effet en préservant, voire en augmentant, la masse musculaire.

2. Genre

En général, les hommes ont un métabolisme de base plus élevé que les femmes, en raison de leur masse musculaire plus importante. Étant donné que les tissus musculaires brûlent plus de calories que la graisse, les hommes dépensent généralement plus d'énergie au repos. En revanche, les femmes ont généralement un pourcentage de graisse corporelle plus élevé, ce qui contribue à un métabolisme de base plus faible. Néanmoins, des facteurs liés au mode de vie, tels qu'une activité physique régulière et une alimentation nutritive, peuvent avoir un impact positif sur le métabolisme des hommes comme des femmes.

3.   Génétique

La génétique influence considérablement le métabolisme d'un individu. Certaines personnes sont naturellement prédisposées à un métabolisme plus rapide, tandis que d'autres peuvent avoir un métabolisme plus lent. Les différences génétiques peuvent déterminer l'efficacité avec laquelle le corps brûle des calories et stocke les graisses. Par exemple, certaines personnes peuvent hériter d'une tendance à accumuler plus de graisse ou avoir du mal à perdre du poids, même en suivant un régime alimentaire équilibré et un programme d'exercice régulier.

4.   Facteurs liés au mode de vie

- **Régime:** Les aliments que nous consommons peuvent avoir un impact considérable sur notre métabolisme. Les régimes riches en aliments transformés, en sucres raffinés et en graisses malsaines peuvent entraver la fonction métabolique, tandis que les régimes riches en aliments complets, tels que les légumes, les protéines maigres et les graisses saines, peuvent améliorer l'efficacité métabolique. De plus, consommer des repas plus petits et plus fréquents peut aider à maintenir un métabolisme actif tout au long de la journée.

- **Exercice**La pratique d'une activité physique est l'une des méthodes les plus efficaces pour améliorer le métabolisme. Les exercices cardiovasculaires, comme la course à pied ou le vélo, brûlent des calories pendant l'entraînement, tandis que la musculation développe les muscles, ce qui augmente le taux métabolique de base (BMR) même au repos. Pour optimiser la santé métabolique, il est préférable d'intégrer un mélange d'exercices cardiovasculaires et de musculation.

- **Dormir:**Un sommeil insuffisant peut avoir un impact négatif sur le métabolisme en perturbant les hormones qui contrôlent la faim et la dépense énergétique. Un sommeil de mauvaise qualité peut entraîner des niveaux élevés de ghréline (l'hormone qui stimule l'appétit) et des niveaux réduits de leptine (l'hormone qui signale la satiété), ce qui peut entraîner une suralimentation et une prise de poids.

5. **Stresser:**Le stress chronique peut avoir un impact considérable sur le métabolisme. Lorsque le corps subit un stress, il produit du cortisol, ce qui peut entraîner une augmentation du stockage des graisses, en particulier dans la région abdominale. Des périodes prolongées de stress peuvent également perturber les habitudes alimentaires habituelles, entraînant une suralimentation ou de mauvais choix alimentaires qui peuvent avoir un impact négatif sur la santé métabolique.

6. Hydratation :

Maintenir une hydratation adéquate est essentiel pour une performance métabolique optimale. L'eau joue un rôle essentiel dans presque tous les processus métaboliques, y compris la digestion des aliments et la production d'ATP. Même une légère déshydratation peut entraver le métabolisme, réduire les niveaux d'énergie et affecter les capacités cognitives.

Résumé

Le métabolisme joue un rôle crucial dans la production d'énergie pour le corps, en transformant les aliments en carburant nécessaire à toutes les fonctions, des activités de base comme la respiration aux tâches complexes comme la réflexion. La relation entre le métabolisme et l'énergie est essentielle à la santé et à la vitalité globales, influençant notre bien-être quotidien, nos performances physiques et même le processus de vieillissement.

Chapitre 2

Le Lien Entre Le Métabolisme Et L'énergie

Comment le corps convertit les aliments en énergie

UNAu cœur de la production d'énergie se trouve la capacité du corps à convertir les aliments en énergie utilisable. Les aliments que nous consommons sont constitués de trois macronutriments principaux: les glucides, les protéines et les lipides. Chacun de ces macronutriments remplit une fonction unique dans l'énergie du corps, et les processus métaboliques impliqués sont à la fois complexes et très efficaces.

Les Glucides: La Principale Source D'énergie Du Corps

Les glucides sont généralement la principale source d'énergie du corps, en particulier pour les activités qui nécessitent des poussées d'énergie rapides, comme l'exercice physique. Les glucides que vous mangez sont convertis par votre système digestif en glucose, qui est ensuite libéré dans la circulation sanguine. L'hormone insuline facilite le transport du glucose dans les cellules du corps, où il peut être utilisé immédiatement comme énergie ou stocké dans le foie et les muscles sous forme de glycogène pour une utilisation ultérieure.

Chaque fois qu'un besoin d'énergie se fait sentir, le glycogène stocké peut rapidement être transformé en glucose. Cette libération rapide d'énergie est ce qui rend les glucides particulièrement essentiels pour les personnes physiquement actives. Cependant, si la consommation de glucides dépasse les besoins énergétiques immédiats et la capacité de stockage de l'organisme, le surplus est converti en graisse pour un stockage à long terme.

Les Protéines: Composants Essentiels Et Réserves Énergétiques

Les protéines jouent un rôle crucial dans la croissance, la réparation et l'entretien des tissus corporels. Composées d'acides aminés, elles sont souvent considérées comme les éléments constitutifs de la vie. Bien que les protéines ne soient pas la principale source d'énergie du corps, elles peuvent être converties en glucose par un processus appelé gluconéogenèse lorsque les réserves de glucides sont épuisées, comme lors d'un jeûne prolongé ou d'un exercice vigoureux.

Les protéines sont alors considérées comme une source d'énergie secondaire. Cependant, leurs principales fonctions sont structurelles et fonctionnelles, contribuant à des processus tels que la réparation musculaire, la synthèse hormonale et le soutien du système immunitaire. Une dépendance excessive aux protéines pour l'énergie peut être inefficace et nocive, car le corps donne la priorité à l'utilisation des protéines pour d'autres fonctions vitales.

Les Grasses: Une Source D'énergie Riche Et Durable

Parmi les macronutriments qui composent le corps, la graisse est celle qui a la plus forte densité énergétique; elle dégage plus de deux fois plus d'énergie par gramme que les glucides et les protéines. Une fois consommées, les graisses sont décomposées en acides gras et en glycérol, qui peuvent être utilisés comme source d'énergie ou stockés dans les tissus adipeux pour une utilisation ultérieure.

Les lipides sont essentiels à la production d'énergie durable, notamment lors d'activités de faible intensité comme la marche ou le sommeil. Lorsque les réserves de glucides sont faibles, le corps passe à la combustion des graisses par un processus appelé lipolyse. Cela fait des lipides un élément crucial pour maintenir l'énergie à long terme, en particulier lors d'activités d'endurance.

- **Le Rôle De L'atp (Adénosine Triphosphate) :**

L'énergie générée per la décomposition des glucides, des protéines et des graisses n'est pas utilisée directement par les cellules. Au lieu de cela, le corps transforme cette énergie en adénosine triphosphate (ATP), qui sert de monnaie énergétique aux cellules. L'ATP est une molécule à haute énergie qui stocke et transporte l'énergie dans les cellules pour une utilisation immédiate.

Comment les cellules utilisent l'ATP pour produire de l'énergie

L'ATP est principalement produit par la respiration cellulaire, un processus complexe qui se déroule dans les mitochondries, souvent appelées « centrales énergétiques » de la cellule. Le processus commence par la glycolyse, où le glucose est converti en pyruvate dans le cytoplasme de la cellule, produisant une petite quantité d'ATP. Le pyruvate est ensuite transporté dans les mitochondries, où il entre dans le cycle de Krebs (également connu sous le nom de cycle de l'acide citrique). Au cours de cette étape, il subit une nouvelle dégradation et l'énergie est capturée sous forme de porteurs d'électrons.

La phase finale, appelée chaîne de transport d'électrons, se déroule dans la membrane interne des mitochondries. À ce stade, les transporteurs d'électrons libèrent leur énergie, ce qui conduit à la production de la majeure partie de l'ATP du corps. L'oxygène est essentiel à ce processus, c'est pourquoi un apport constant est nécessaire pour une production d'énergie efficace.

Les cellules utilisent l'ATP pour assurer diverses fonctions, notamment :

• **Muscle:** Contractions musculaires L'ATP fournit l'énergie nécessaire aux muscles pour se contracter et se détendre, facilitant ainsi le mouvement.

• **Entretien Cellulaire: Les** cellules dépendent de l'ATP pour la réparation, la croissance, le maintien de l'homéostasie et la réalisation d'autres processus vitaux.

• **Signalisation Nerveuse: Le** cerveau et le système nerveux ont besoin d'ATP pour envoyer des signaux entre les neurones, ce qui est crucial pour tout, des pensées aux réflexes.

La production et la dégradation continues d'ATP sont essentielles au maintien de l'équilibre énergétique de l'organisme. Lorsque l'ATP est épuisée, elle se transforme en ADP (adénosine diphosphate) qui peut ensuite être synthétisée en adénosine triphosphate en présence d'autres nutriments et d'oxygène.

- **Métabolique Communmythes**

Le métabolisme est souvent mal compris, ce qui donne lieu à divers mythes sur son rôle dans la gestion de l'énergie et du poids. Clarifions certaines des idées fausses les plus répandues :

Mythe 1: Un métabolisme rapide garantit une perte de poids

De nombreuses personnes pensent qu'un métabolisme rapide est la clé d'une perte de poids facile. Bien que le métabolisme contribue à la dépense calorique, il n'est qu'un facteur parmi d'autres. Des éléments tels que l'alimentation, l'activité physique, le sommeil et le mode de vie en général sont tout aussi cruciaux. En fait, les personnes ayant un métabolisme plus rapide peuvent avoir besoin de consommer plus de calories pour maintenir leur énergie, ce qui souligne qu'une gestion efficace du poids implique une combinaison de divers facteurs, pas seulement le taux métabolique.

Mythe 2: Manger de petits repas fréquents augmente le métabolisme

Beaucoup de gens pensent que consommer cinq ou six petits repas par jour « allume le feu métabolique ». Cependant, la quantité globale de nourriture consommée tout au long de la journée est plus importante que le moment des repas. Bien que la digestion nécessite une certaine quantité d'énergie (ce que l'on appelle l'effet thermique des aliments), l'impact est minime. Bien que manger des repas plus petits et plus fréquents puisse aider à réguler l'appétit, cela n'entraîne pas nécessairement un métabolisme plus rapide ou une perte de poids plus importante.

Mythe 3: Le métabolisme ralentit considérablement avec l'âge

Il est vrai que le métabolisme a tendance à ralentir progressivement avec l'âge, en grande partie en raison d'une diminution de la masse musculaire et de changements hormonaux. Mais ce déclin n'est pas aussi prononcé que beaucoup de gens le croient. Pratiquer une activité physique régulière, préserver la masse musculaire grâce à la musculation et suivre un régime alimentaire équilibré peuvent aider à maintenir le métabolisme efficace jusqu'à un âge avancé. Le vieillissement n'entraîne pas automatiquement une baisse du niveau d'énergie ou une prise de poids ; faire des choix de vie éclairés peut avoir un effet considérable.

Mythe 4 : Sauter des repas ralentit le métabolisme

Il existe une croyance répandue selon laquelle sauter des repas, en particulier le petit-déjeuner, peut réduire considérablement le métabolisme et entraîner une prise de poids. Bien que sauter des repas puisse entraîner des changements temporaires dans les niveaux d'énergie, cela n'a pas d'effet durable sur le taux métabolique. Cependant, sauter régulièrement des repas peut entraîner une suralimentation plus tard dans la journée, ce qui rend la gestion du poids plus difficile. Une alimentation équilibrée et riche en nutriments est bien plus efficace pour soutenir la santé métabolique globale.

Mythe 5: La consommation de nourriture tard le soir entraîne une prise de poids

Beaucoup de gens pensent que manger tard le soir entraîne une prise de poids parce que le métabolisme du corps ralentit pendant le sommeil. Cependant, ce n'est pas l'heure des repas qui est importante, mais plutôt l'apport calorique global. Manger tard le soir peut entraîner une prise de poids si cela entraîne une consommation de calories supérieure à celle dont le corps a besoin. Néanmoins, le métabolisme continue de fonctionner pendant que nous dormons, et tant que la consommation de calories est équilibrée, manger le soir ne ralentit pas intrinsèquement le métabolisme ni n'entraîne une prise de poids.

Résumé

Le métabolisme et l'énergie sont des processus étroitement liés qui sont essentiels à la vie, alimentent nos activités quotidiennes et ont un impact sur la santé à long terme. En comprenant comment le corps transforme les glucides, les protéines et les lipides en énergie et en démystifiant les mythes métaboliques courants, les individus peuvent faire des choix plus éclairés pour améliorer leur santé, leur vitalité et leur bien-être général. Se concentrer sur la santé métabolique est essentiel pour obtenir une énergie durable et un bien-être général, que ce soit en optimisant votre régime alimentaire, en participant à des exercices réguliers ou en comprenant l'importance de l'ATP dans la production d'énergie.

Chapitre 3

Stimuler Votre Métabolisme Pour Une Énergie Durable

MMaintenir un métabolisme sain est essentiel pour garantir que votre corps dispose de l'énergie dont il a besoin pour fonctionner efficacement tout au long de la journée. Si la génétique influence votre métabolisme de base (BMR), des facteurs liés au mode de vie tels que l'alimentation, l'activité physique et le sommeil peuvent grandement affecter l'efficacité avec laquelle votre corps brûle des calories et génère de l'énergie. Dans ce chapitre, nous examinerons comment certains aliments, suppléments, horaires des repas et même le processus de digestion peuvent améliorer votre métabolisme et vous aider à maintenir des niveaux d'énergie plus élevés.

• Les Aliments Qui Favorisent La Santé Métabolique

Le rôle de la nutrition dans l'optimisation du métabolisme

Les aliments que vous choisissez de consommer ont un effet significatif sur votre métabolisme. Un régime alimentaire équilibré comprenant les bonnes proportions de protéines maigres, de graisses saines et de glucides complexes peut optimiser la fonction métabolique et stimuler la production d'énergie.

Protéines Maigres: Les protéines sont essentielles à la croissance et à la réparation musculaires, et leur digestion nécessite plus d'énergie que celle des lipides et des glucides. Cette dépense énergétique accrue pendant la digestion est appelée effet thermique des aliments (TEF), qui sera étudié plus en détail dans ce chapitre. La consommation d'aliments riches en protéines est également importante pour préserver la masse musculaire, essentielle au maintien d'un métabolisme de base (BMR) élevé. Parmi les exemples de sources de protéines maigres, on peut citer la poitrine de poulet, la dinde, les œufs, le poisson, le tofu et les légumineuses.

Graisses Saines: Malgré la croyance populaire selon laquelle les graisses entravent le métabolisme, les graisses saines sont essentielles à la production d'énergie et à la régulation hormonale. Les acides gras oméga-3, présents dans les poissons gras comme le saumon et le maquereau, ainsi que dans les graines de chia et les graines de lin, jouent un rôle important dans la réduction de l'inflammation et le soutien des fonctions métaboliques. De plus, les graisses monoinsaturées, présentes dans l'huile d'olive, les avocats et les noix, peuvent améliorer la santé cardiaque et les performances métaboliques.

Glucides complexes:
Contrairement aux glucides simples qui entraînent des fluctuations rapides de la glycémie, les glucides complexes offrent une libération d'énergie progressive et constante, contribuant ainsi à maintenir un métabolisme actif tout au long de la journée. Les aliments tels que les céréales complètes, l'avoine, le quinoa, les patates douces et divers légumes sont riches en fibres, qui favorisent la digestion et favorisent la sensation de satiété. De plus, les fibres jouent un rôle crucial dans la régulation du taux de sucre dans le sang, empêchant les baisses d'énergie qui peuvent entraver la fonction métabolique.

Un régime alimentaire riche en ces aliments riches en nutriments renforce les processus métaboliques de l'organisme en fournissant des composants essentiels à la production d'énergie et à la préservation de la masse musculaire. En privilégiant les aliments entiers et non transformés, vous pouvez optimiser votre métabolisme et profiter de niveaux d'énergie soutenus tout au long de la journée.

• Effet Thermique Des Aliments

Comment la digestion augmente les dépenses énergétiques

L'effet thermique des aliments (TEF) correspond à la quantité d'énergie utilisée par votre corps pour digérer, absorber et transformer tous les nutriments présents dans ce que vous mangez. Le TEF varie en fonction du type d'aliment, les protéines présentant l'effet thermique le plus élevé, suivies des glucides et des lipides.

Protéine: Le corps dépense une quantité considérable d'énergie pour décomposer les protéines en acides aminés, qui sont essentiels à la réparation musculaire et à diverses fonctions corporelles. Ce processus augmente la dépense calorique, ce qui fait des régimes riches en protéines un choix populaire pour ceux qui cherchent à améliorer leur métabolisme et à préserver leur masse musculaire maigre. L'apport calorique total (TEF) des protéines peut varier de 20 à 30 % du total des calories consommées.

Glucides: Les glucides complexes, en particulier, nécessitent plus d'énergie pour la digestion que les sucres simples en raison de leur teneur en fibres. L'apport calorique total des glucides se situe généralement entre 5 et 10 % des calories consommées.

Matières Grasses: Les lipides sont pourtant indispensables à une bonne santé, mais leur effet thermique est moindre que celui des protéines et des glucides. L'effet thermique des aliments (TEF) des lipides se situe généralement entre 0 et 3 % des calories consommées, ce qui en fait le macronutriment le moins exigeant sur le plan métabolique.

Bien que le TEF ne représente qu'une petite partie de la dépense calorique quotidienne (environ 10 % de la consommation énergétique totale), les aliments à effet thermique plus élevé, comme les protéines maigres et les glucides complexes fibreux, peuvent stimuler légèrement mais de manière notable votre métabolisme. En incorporant ces types d'aliments dans vos repas quotidiens, vous pouvez améliorer votre dépense énergétique globale et favoriser un processus métabolique plus efficace.

• **Suppléments Et Vitamines :**

Nutriments qui favorisent un métabolisme sain

Une alimentation équilibrée est essentielle pour maintenir un métabolisme sain, mais certains compléments et vitamines peuvent encore améliorer la fonction métabolique en comblant les carences nutritionnelles et en soutenant des processus corporels spécifiques. Voici quelques nutriments clés qui contribuent au métabolisme.

Vitamines B: Les vitamines B (B1, B2, B3, B5, B6, B7, B9 et B12) sont essentielles pour transformer les aliments que vous consommez en énergie. Elles jouent un rôle dans le métabolisme des glucides, des lipides et des protéines. Des niveaux insuffisants de vitamines B peuvent provoquer de la fatigue, de la paresse et un métabolisme lent chez une personne. Parmi les aliments qui contiennent des niveaux élevés de vitamines B, on peut citer les légumes verts à feuilles, les œufs, les produits laitiers, les céréales complètes ainsi que la viande maigre. Si vous ne consommez pas suffisamment de vitamine B dans votre alimentation, il est bon d'inclure un supplément qui améliorera votre production d'énergie.

Magnésium: Plus de trois cents réactions enzymatiques se produisent dans notre corps grâce au magnésium, mais la plupart d'entre elles sont directement liées à la production d'énergie et aux processus métaboliques. En convertissant le glucose en énergie, le magnésium régule la glycémie et soutient les fonctions musculaires. Un faible apport en magnésium entraîne de la fatigue et des crampes musculaires. Pour obtenir plus de magnésium, vous pouvez consommer des aliments tels que des épinards, des amandes et du chocolat noir ou opter pour des suppléments.

Acides gras oméga-3:Les oméga-3, notamment l'EPA et le DHA présents dans l'huile de poisson, combattent l'inflammation qui pourrait affecter négativement le taux métabolique, contribuant ainsi à un taux métabolique correct au fil du temps. Les oméga-3 améliorent également le métabolisme des graisses ainsi que la sensibilité à l'insuline ; ils constituent donc un complément essentiel pour maintenir un taux métabolique normal. Les poissons gras, les noix et les graines de lin servent de sources d'oméga-3 tandis que les suppléments d'huile de poisson offrent des acides gras oméga-3 supplémentaires.

Vitamine D: Des études montrent que de faibles quantités de cette vitamine peuvent être associées à une prise de poids et à un ralentissement du métabolisme. De plus, c'est l'une des hormones impliquées dans la régulation du métabolisme puisqu'elle affecte la production d'insuline et aide l'organisme à décomposer les graisses. La meilleure source de vitamine D est le soleil, mais pendant les mois les plus froids ou pour ceux qui ne sont pas suffisamment exposés au soleil, la prise de suppléments aidera à maintenir des niveaux optimaux.

Extrait de thé Vert: Le thé vert contient des catéchismes et de la caféine. Ces deux éléments sont connus pour augmenter l'oxydation des graisses, augmentant ainsi le taux métabolique. Selon des études de recherche, les suppléments d'extrait de thé vert peuvent également améliorer la combustion des calories et favoriser la perte de poids car ils stimulent la thermogenèse - la production de chaleur dans le corps humain qui brûle des calories.

Bien que les compléments alimentaires puissent contribuer à maintenir la santé métabolique, il est essentiel de noter qu'ils ne remplacent pas une alimentation riche en nutriments et un mode de vie sain. Cela signifie que vous devez parler à votre professionnel de la santé avant de commencer tout type de régime de suppléments afin de comprendre s'il convient à vos besoins spécifiques.

- **Horaires Des Repas Et Métabolisme**

Les effets du jeûne intermittent, des repas fréquents et des rythmes circadiens

Les séquences alimentaires que nous suivons peuvent grandement influencer le taux métabolique et les niveaux d'énergie de notre corps. L'estimation par le corps de la façon dont les aliments sont digérés et de la façon dont l'énergie est utilisée peut dépendre des types de repas choisis par un individu, qu'il s'agisse de jeûnes irréguliers ou de taux de consommation répétés.

Jeûne Intermittent:
Cette pratique alimentaire consiste à alterner des périodes de repas avec des périodes sans repas. Jeûner par intermittence pendant 16 heures tout en s'autorisant à manger pendant les huit heures suivantes est une mode courante. D'autres formes incluent le régime 5:2, dans lequel on mange normalement pendant cinq jours avant de réduire l'apport calorique sur deux jours. Selon diverses études, le jeûne intermittent améliore la sensibilité à l'insuline, augmente le taux de réduction des graisses et stimule la récupération cellulaire via le mécanisme d'autophagie (autodigestion). Pendant le jeûne intermittent, on peut améliorer le contrôle du métabolisme et faciliter la combustion des graisses sans perdre

de masse musculaire en accordant au corps de longues pauses alimentaires.

Augmentation de la fréquence des Repas:

Une alternative pour améliorer le métabolisme est de manger des repas plus petits et divisés à intervalles réguliers au cours de la journée. Idéalement, avec une telle approche, une consommation toutes les trois ou quatre heures serait idéale, car elle empêcherait la chute de la glycémie et maintiendrait donc l'énergie en permanence. Cela devient très utile pour ceux dont le niveau d'activité exige beaucoup d'énergie ou qui veulent éviter de grandes quantités de nourriture lorsqu'ils ingèrent de grosses portions. Il existe encore une controverse sur l'effet sur le taux métabolique des repas fréquents ; néanmoins, l'élément le plus important est toujours la qualité et la composition des aliments.

Rythmes Circadiens:

Le métabolisme est l'une des choses régulées par le rythme circadien, une horloge interne présente dans chaque corps humain. Pour cette raison, les gens devraient manger selon leur cycle naturel jour-nuit, également connu sous le nom de cycle diurne, ce qui implique que pendant les heures de clarté, les processus de digestionse dérouler de manière optimale Ainsi, conduire à de meilleurs résultats de santé grâce à un métabolisme optimisé ne signifie pas seulement convertir les aliments en énergie, mais signifie également maintenir toutes les fonctions normales du corps, y compris les mécanismes de croissance et de réparation. Selon les résultats de l'étude, grignoter tard le soir interfère avec certaines activités métaboliques, ce qui entraîne une prise de poids excessive ou une mauvaise gestion de l'énergie dans le système humain. Par conséquent, si vous souhaitez que votre régime alimentaire améliore votre taux métabolique, vous devez consommer la majeure partie de vos calories plus tôt dans la journée, lorsque le corps peut métaboliser les aliments beaucoup plus rapidement qu'à tout autre moment.

Résumé

Faire des choix de vie éclairés qui favorisent une production d'énergie soutenue est la clé pour optimiser votre métabolisme, pas seulement la génétique. En combinant des variétés d'aliments riches en suppléments qui aident à la digestion, en comprenant comment l'assimilation augmente la consommation d'énergie et en utilisant des suppléments et des nutriments pour combler les lacunes nutritionnelles, vous pouvez donner à votre digestion l'aide dont elle a besoin pour fonctionner de manière optimale. De plus, l'exploration de différentes pistes concernant les procédures de planification des repas, par exemple le jeûne irrégulier ou le fait de manger dans un état d'harmonie avec vos rythmes circadiens, peut également améliorer le bien-être métabolique et développer davantage votre prospérité générale. Avec la bonne méthodologie, vous pouvez vous attaquer à la force de votre digestion pour atteindre une énergie et une impérative durables.

Chapitre 4

Le Lien Entre L'exercice Et Le Métabolisme

Le lien entre l'exercice et le métabolisme

EL'exercice physique est l'une des méthodes les plus efficaces pour influencer le métabolisme et améliorer la dépense énergétique globale. Lorsque vous pratiquez une activité physique, votre corps brûle non seulement des calories pendant l'entraînement, mais bénéficie également d'une augmentation métabolique qui dure bien au-delà de la séance.

• Comment L'activité Physique Influence Le Taux Métabolique

En comprenant mieux comment l'exercice physique interagit avec le métabolisme, vous pourrez faire de meilleurs choix concernant les types d'activités qui optimiseront votre dépense énergétique, favoriseront la perte de graisse et favoriseront le développement de la masse musculaire maigre. Dans cette section, nous examinerons comment diverses formes d'exercice, à la fois aérobiques et anaérobiques, affectent le métabolisme, ainsi que les rôles de la musculation, de l'entraînement par intervalles à haute intensité (HIIT) et de la récupération post-exercice dans le soutien de la santé métabolique.

Exercice Aérobique:

Les activités aérobiques, comme la course à pied, la natation, le vélo et la marche, utilisent principalement l'oxygène pour générer de l'énergie. Ces exercices se caractérisent par des mouvements soutenus de faible intensité qui peuvent être effectués sur des durées plus longues. Les exercices aérobiques améliorent l'endurance cardiovasculaire et sont efficaces pour brûler des calories pendant la séance.

Cependant, l'augmentation du métabolisme a tendance à être temporaire une fois l'activité terminée. Les avantages des exercices aérobiques comprennent l'amélioration de la fonction cardiaque et pulmonaire, l'augmentation de l'oxydation des graisses et la combustion globale des calories, mais l'augmentation à long terme du taux métabolique de base (BMR) n'est pas aussi prononcée que celle observée avec les exercices anaérobiques.

Exercice Anaérobie:

Les exercices anaérobies, comme l'haltérophilie, le sprint et l'entraînement par intervalles à haute intensité (HIIT), utilisent l'énergie stockée dans les muscles, comme le glycogène, et n'ont pas besoin d'oxygène pendant l'activité. Ces séances d'entraînement sont brèves mais intenses, ce qui incite le corps à puiser dans ses réserves d'énergie rapides. L'exercice anaérobie est connu pour provoquer des micro-déchirures dans les fibres musculaires, qui nécessitent de l'énergie pour se réparer et se reconstruire après la séance, améliorant ainsi le métabolisme même pendant la récupération. Cette forme d'exercice influence considérablement le métabolisme à long terme en favorisant la croissance musculaire, car le tissu musculaire brûle plus de calories au repos que le tissu adipeux.

Les exercices aérobiques et anaérobiques jouent tous deux un rôle crucial dans la santé métabolique. Cependant, les exercices anaérobiques se distinguent par leur capacité à fournir des avantages métaboliques durables. Ils améliorent la croissance musculaire et augmentent la dépense calorique même après la fin de l'entraînement.

• Entraînement De Force Et Masse Musculaire

Développer une masse musculaire maigre pour une amélioration du métabolisme à long terme

L'entraînement musculaire, souvent appelé entraînement de résistance, est l'une des méthodes les plus efficaces pour améliorer le métabolisme au fil du temps. En augmentant la masse musculaire maigre, vous augmentez le taux métabolique au repos (RMR) de votre corps, ce qui vous permet de brûler plus de calories même au repos. Le tissu musculaire est métaboliquement actif, ce qui signifie qu'il nécessite plus d'énergie pour se maintenir que la graisse. Par conséquent, plus vous développez de muscles, plus votre corps dépense de calories lorsque vous ne faites pas d'exercice.

Développer la Masse Musculaire Maigre:
Lorsque vous pratiquez des activités de musculation, comme soulever des poids, faire des exercices au poids du corps (comme des squats, des pompes ou des fentes) ou utiliser des bandes de résistance, vos muscles subissent un stress qui entraîne de petites déchirures

dans les fibres musculaires. Le corps répare ces déchirures en créant de nouvelles fibres musculaires plus fortes, un processus qui demande de l'énergie et augmente votre taux métabolique. À mesure que vous augmentez votre masse musculaire, votre corps devient plus efficace pour brûler des calories, ce qui contribue à la gestion du poids et à la perte de graisse.

Le Rôle du Muscle Dans le Métabolisme:
Les tissus musculaires brûlent environ trois fois plus de calories que les tissus adipeux. Cela signifie qu'en augmentant votre masse musculaire maigre grâce à un entraînement régulier en force, vous pouvez augmenter considérablement votre métabolisme de base (BMR), ce qui permet à votre corps de brûler plus de calories tout au long de la journée. Au fil du temps, cela conduit à une meilleure composition corporelle, à une plus grande dépense énergétique et à une gestion du poids plus facile.

L'entraînement musculaire offre des avantages métaboliques qui vont au-delà de la simple combustion des calories pendant l'entraînement. Il aide à maintenir la masse musculaire maigre à mesure que vous vieillissez, ce qui est important car la masse musculaire diminue naturellement avec l'âge, ce qui entraîne un ralentissement du métabolisme. En intégrant un entraînement musculaire régulier à votre routine d'exercice, vous pouvez contrecarrer ce déclin naturel et maintenir un métabolisme plus sain et plus actif à mesure que vous vieillissez.

- # HIIT (Entraînement Par Intervalles À Haute Intensité)

Les bienfaits des courtes périodes d'exercice intense pour le métabolisme

L'entraînement par intervalles à haute intensité (HIIT) est une forme d'exercice caractérisée par des périodes d'activité courtes et intenses suivies de brefs intervalles de repos ou de faible intensité. Cette méthode d'entraînement est particulièrement efficace pour améliorer le métabolisme, car elle met le corps à l'épreuve jusqu'à ses limites, nécessitant une dépense énergétique substantielle dans un laps de temps condensé. Le HIIT sollicite à la fois les systèmes énergétiques aérobies et anaérobies, offrant des avantages métaboliques similaires à ceux obtenus grâce à l'entraînement en endurance et en force.

Comment le HIIT améliore le Métabolisme:
Lors d'une séance de HIIT, le corps dépense rapidement un nombre considérable de calories, mais les véritables bienfaits métaboliques se poursuivent même après la fin de l'entraînement. Ce phénomène, appelé consommation excessive d'oxygène après l'exercice (EPOC) ou « effet post-combustion », se caractérise par une augmentation du taux

d'apport en oxygène et de la combustion des calories qui se produit pendant que le corps récupère de l'effort intense. Cela indique que votre métabolisme reste élevé et continue de brûler des calories pendant plusieurs heures après l'exercice, même lorsque vous êtes au repos.

Efficacité Temporelle:
L'un des principaux avantages du HIIT est sa capacité à offrir des avantages métaboliques substantiels dans un laps de temps plus court que les entraînements aérobiques classiques à régime permanent. Une séance HIIT typique ne dure que 20 à 30 minutes, mais les intervalles intenses associés à l'effet post-combustion le rendent exceptionnellement efficace pour stimuler la santé cardiovasculaire, favoriser la perte de graisse et améliorer les performances métaboliques.

HIIT et perte de graisse :
L'entraînement par intervalles à haute intensité (HIIT) est particulièrement efficace pour la perte de graisse en raison de sa capacité à augmenter la dépense calorique pendant et après les séances d'entraînement. Les recherches indiquent que le HIIT est plus efficace que l'exercice continu d'intensité modérée pour réduire la graisse viscérale, la

graisse nocive qui entoure les organes internes. De plus, le HIIT aide à maintenir la masse musculaire, ce qui est essentiel pour un métabolisme sain pendant la perte de graisse.

En ajoutant du HIIT à votre routine d'entraînement quelques fois par semaine, vous pouvez améliorer considérablement votre métabolisme et obtenir des résultats plus rapides en termes de forme physique, de perte de graisse et de dépense énergétique.

• Consommation D'énergie Après L'exercice

Comment le métabolisme continue à brûler des calories après une séance d'entraînement

L'un des avantages souvent sous-estimés de l'exercice physique est sa capacité à stimuler le métabolisme même après la fin de l'entraînement. Ce phénomène de consommation d'énergie après l'exercice est généralement appelé l'effet post-combustion. Après une activité physique intense, le corps a besoin d'énergie supplémentaire pour réparer les muscles, reconstituer les réserves d'énergie et rétablir un fonctionnement normal. Pendant cette phase de récupération, votre métabolisme reste élevé, ce qui vous permet de continuer à brûler des calories à un rythme plus élevé.

EPOC (Excès post-exercice):
Consommation d'oxygène): après un entraînement intense, le corps entre dans un état connu sous le nom de consommation excessive d'oxygène après l'exercice (EPOC), où il utilise plus d'oxygène pour revenir à son état de base. Ce processus nécessite une énergie supplémentaire, ce qui entraîne une

augmentation du niveau de combustion des calories après la fin de la séance d'entraînement. L'intensité de l'exercice est directement liée à l'ampleur de l'effet EPOC ; les entraînements de haute intensité tels que le HIIT, le sprint et l'haltérophilie lourde produisent généralement l'effet de brûlure après l'exercice le plus prononcé.

Récupération Métabolique:

Après l'exercice, les muscles du corps ont besoin de temps pour se réparer et se reconstruire, un processus qui peut prendre plusieurs heures, voire plusieurs jours, selon l'intensité de l'entraînement. Cette récupération exige de l'énergie, ce qui maintient le métabolisme élevé, favorisant ainsi la perte de graisse et la croissance musculaire. L'effet post-brûlure, la consommation excessive d'oxygène après l'exercice (EPOC) peut durer environ 24 à 48 heures après l'exercice, sa durée et son intensité étant déterminantes.

Récupération Équilibrée:

Bien que l'effet post-combustion soit un moyen efficace de stimuler le métabolisme, il est essentiel d'équilibrer les entraînements de haute intensité avec une récupération adéquate. Un surentraînement sans repos suffisant peut entraîner un épuisement professionnel, de la fatigue et une diminution potentielle du taux métabolique. Pour optimiser les avantages métaboliques de l'exercice tout en minimisant le risque de blessure et de fatigue, il est essentiel de privilégier un sommeil suffisant, une alimentation adéquate et des méthodes de récupération actives, telles que les étirements ou les mouvements légers.

Résumé

L'exercice est l'un des meilleurs moyens de soutenir votre digestion et d'augmenter votre consommation d'énergie en général. Que ce soit par des exercices vigoureux qui améliorent le bien-être cardiovasculaire ou des activités anaérobies qui forment une masse musculaire fine, le travail actif joue un rôle essentiel dans le soutien de la capacité métabolique. L'entraînement musculaire, en particulier, offre des avantages métaboliques à long terme en augmentant la masse musculaire et la consommation de calories au repos. Le HIIT offre une méthode productive sur le long terme pour aider la digestion avec l'avantage supplémentaire de l'effet post-combustion, tandis que l'utilisation de l'énergie après l'entraînement garantit que votre corps continue à brûler des calories bien après la fin de votre exercice. En intégrant différentes activités dans votre pratique quotidienne et en les compensant par une récupération appropriée, vous pouvez améliorer votre digestion et profiter d'une énergie soutenue tout au long de la journée.

Chapitre 5

Sommeil, Stress Et Métabolisme

*T*En quête d'une santé parfaite et d'une énergie durable, les gens accordent de l'importance à la nourriture et à l'exercice physique alors qu'en fait, les éléments souvent négligés sont le sommeil et la pression, qui sont des acteurs clés des processus métaboliques. Notre corps a besoin de suffisamment de repos et d'une gestion efficace du stress pour fonctionner à son maximum. Ce chapitre se penchera sur le lien entre le sommeil, le stress et le métabolisme, révélant comment un sommeil insuffisant et un stress permanent peuvent interférer avec les fonctions métaboliques et contribuer à des problèmes de santé à long terme. De plus, nous aborderons les stratégies de pleine conscience et de relaxation pour réduire le stress, ainsi que des conseils pratiques pour améliorer la qualité du sommeil et améliorer l'efficacité métabolique.

• Le Rôle Du Sommeil Dans La Santé Métabolique

Comment un mauvais sommeil peut perturber le métabolisme et entraîner une prise de poids

Le sommeil est un aspect crucial de la vie qui a un impact sur presque tous les systèmes corporels, y compris le métabolisme. Pendant le sommeil, le corps s'engage dans divers processus qui facilitent la récupération, la réparation et la régulation hormonale. Cette phase réparatrice est essentielle à la santé métabolique ; un sommeil insuffisant ou de mauvaise qualité peut gravement entraver la capacité du corps à gérer l'énergie et à maintenir une fonction métabolique adéquate.

Déséquilibre Hormonal:
La libération hormonale qui affecte considérablement l'appétit et le métabolisme est régulée par le sommeil. Tout cela implique deux hormones clés appelées ghréline et leptine. La ghréline favorise la faim, tandis que la leptine signale la satiété, aidant ainsi le corps à équilibrer l'apport alimentaire et la dépense énergétique. Lorsque le sommeil est insuffisant,

les niveaux de ghréline augmentent et ceux de leptine diminuent, ce qui entraîne une augmentation de l'appétit et un risque plus élevé de suralimentation, ce qui peut entraîner une prise de poids au fil du temps.

Sensibilité à l'insuline:

Le sommeil joue un rôle essentiel dans la sensibilité à l'insuline. L'insuline est l'hormone qui aide à réguler la glycémie et aide les cellules à stocker le glucose pour produire de l'énergie. Un manque de sommeil a été associé à une résistance à l'insuline, une condition dans laquelle les cellules du corps deviennent moins sensibles à l'insuline, ce qui entraîne une augmentation de la glycémie. Cette résistance peut être un précurseur de troubles métaboliques comme le diabète de type 2 et peut également contribuer à la prise de poids, en particulier dans la région abdominale.

Ralentissement Métabolique:

Des recherches indiquent que le manque de sommeil peut ralentir le métabolisme de l'organisme, ce qui rend plus difficile la combustion efficace des calories. En cas de manque de sommeil, le corps a tendance à conserver son énergie en réduisant sa dépense calorique globale, ce qui peut entraver les efforts de perte de poids et entraîner une accumulation de graisse au fil du temps.

• Stress Et Cortisol

Comment le stress chronique affecte la fonction métabolique

Le stress est un facteur majeur qui peut avoir un impact significatif sur la santé métabolique. Lorsque le corps subit un stress, il active le système nerveux sympathique et libère des hormones de stress, le cortisol étant la plus importante. Alors que le cortisol joue un rôle crucial dans la gestion du stress à court terme et aide le corps à faire face aux défis immédiats, un stress prolongé peut entraîner des niveaux de cortisol constamment élevés, ce qui peut affecter négativement le métabolisme.

Cortisol Et Stockage Des Graisses: L'une des principales façons dont le cortisol influence le métabolisme est en favorisant le stockage des graisses, en particulier dans la région abdominale. Cela se produit parce que le cortisol incite le corps à conserver des réserves d'énergie en prévision d'une réponse prolongée au stress. Des niveaux élevés de cortisol sont associés à une augmentation de la graisse viscérale, ce qui non seulement altère l'apparence physique, mais augmente également le risque de troubles métaboliques, notamment les maladies cardiovasculaires et la résistance à l'insuline.

Déséquilibre De La Glycémie:
Le stress chronique peut entraîner une augmentation du taux de sucre dans le sang. Lors de la réaction de combat ou de fuite, le cortisol augmente le taux de sucre dans le sang pour fournir une source d'énergie rapide au corps en réaction aux menaces perçues. Cependant, lorsque le stress persiste, cette augmentation continue du taux de sucre dans le sang peut entraîner une résistance à l'insuline et perturber le système métabolique, ce qui rend plus difficile pour le corps de gérer efficacement l'énergie.

Impact Sur L'appétit Et Les Envies:
Les périodes de stress prolongées conduisent souvent à une alimentation émotionnelle, car le corps recherche des sources d'énergie rapides comme les aliments riches en sucre et en graisses. Le cortisol stimule la production de neuropeptide Y, une substance qui augmente les envies d'aliments riches en calories, ce qui peut entraîner une suralimentation et une prise de poids potentielle. Cette relation malsaine avec la nourriture peut compromettre

davantage la santé métabolique, en particulier lorsque le stress devient chronique.

• Techniques De Pleine Conscience Et De Relaxation

Stratégies pour réduire le stress et améliorer la santé métabolique

Le stress chronique peut avoir des effets néfastes sur le métabolisme. Il est donc essentiel de trouver des stratégies efficaces de gestion du stress pour soutenir la santé métabolique. Les techniques de pleine conscience et de relaxation offrent des approches pratiques et fondées sur la recherche pour atténuer le stress et améliorer le bien-être général.

Méditation De Pleine Conscience:

Cette pratique consiste à être présent dans l'instant présent, à cultiver la conscience des pensées, des émotions et des sensations physiques sans jugement. Les recherches indiquent que la méditation de pleine conscience peut réduire les niveaux de cortisol et d'autres hormones du stress, aidant ainsi le corps à atteindre un état plus détendu. En atténuant le stress, la pleine conscience peut aider à réguler l'appétit, à améliorer la sensibilité à l'insuline et à améliorer la fonction métabolique globale.

Exercices De Respiration:
Des techniques comme la respiration diaphragmatique et la respiration en boîte stimulent le système nerveux parasympathique, qui régit le repos et la relaxation. Ces exercices aident à réduire le rythme cardiaque, à diminuer les niveaux de cortisol et à favoriser un sentiment de calme, atténuant ainsi efficacement l'impact du stress chronique sur le métabolisme.

Relaxation Musculaire Progressive:
Cette méthode consiste à contracter puis à relâcher systématiquement chaque groupe musculaire, en commençant par les pieds et en progressant vers la tête. En se concentrant sur les sensations de tension et de relaxation, cette pratique aide à soulager le stress physique et mental, entraînant une réduction de la production de cortisol et une amélioration de la santé métabolique au fil du temps.

• Hygiène Du Sommeil Pour Une Santé Optimale

Conseils pour améliorer la qualité du sommeil et l'efficacité métabolique

Améliorer la qualité du sommeil est l'une des stratégies les plus efficaces pour favoriser un métabolisme sain. Les modes de vie qui permettent de profiter d'un sommeil confortable et ininterrompu sont connus sous le nom de bonne hygiène du sommeil. Voici quelques suggestions pour améliorer la qualité du sommeil et l'efficacité métabolique:

Créer un horaire de sommeil :

Se coucher et se lever à la même heure chaque jour permet de réguler l'horloge interne de votre corps, ou rythme circadien. Cette régularité permet à votre corps d'anticiper la libération d'hormones favorisant le sommeil, comme la mélatonine, ce qui facilite l'endormissement et le maintien du sommeil tout au long de la nuit.

Établir Une Atmosphère De Sommeil Tranquille: Transformez votre chambre en un sanctuaire serein et confortable pour dormir. Assurez-vous que la lumière est éteinte, qu'il n'y a pas de bruit et que la pièce est très froide pour

que vous puissiez bien dormir. Vous pouvez utiliser des rideaux occultants, des machines à bruit blanc ou des bouchons d'oreilles pour renforcer l'environnement apaisant.

Réduisez L'exposition À L'écran Avant De Dormir :

La lumière bleue des appareils tels que les téléphones, les tablettes et les ordinateurs peut perturber la production de mélatonine, ce qui rend le sommeil plus difficile. Pour que votre corps se détende et se prépare au sommeil, essayez de ne pas utiliser de téléphone portable ni de regarder de films pendant au moins une heure avant d'aller vous coucher.

Évitez De Prendre De La Caféine Et Des Repas Copieux Pendant La Nuit:

La caféine stimule l'organisme et reste dans les systèmes pendant des heures, empêchant ainsi l'endormissement. De plus, consommer de gros repas juste avant de se coucher peut entraîner un inconfort et perturber votre sommeil. Pour favoriser un meilleur repos, essayez d'éliminer la caféine en fin d'après-midi et en soirée, et essayez de prendre votre dernier repas quelques heures avant d'aller vous coucher.

Intégrer Des Techniques De Relaxation:

Adopter des méthodes de relaxation telles que la respiration profonde, la méditation ou des étirements doux avant de dormir peut aider à signaler à votre corps qu'il est temps de se détendre et de se préparer au repos. Ces techniques peuvent atténuer le stress et favoriser un sentiment de tranquillité, ce qui facilite l'endormissement et le maintien du sommeil tout au long de la nuit.

Résumé

Le sommeil et le stress sont des éléments fondamentaux du bien-être métabolique. Malheureusement, le sommeil peut perturber l'équilibre chimique, entraîner une prise de poids et entraver la capacité du corps à contrôler le glucose, tandis qu'un stress continu peut augmenter les niveaux de cortisol et favoriser le stockage des graisses. En vous concentrant sur un repos paisible et en pratiquant des stratégies de soins et de détente pour gérer le stress, vous pouvez maintenir une digestion saine, améliorer les niveaux d'énergie et travailler sur la prospérité générale.

Chapitre 6

Hormones Et Métabolisme

HLes ormones sont essentielles à la gestion du métabolisme et de la production d'énergie dans le corps.sont capablesdes transporteurs de substances, régulant l'apport énergétique, le stockage et l'utilisation. Chaque produit chimique lié à la digestion joue un rôle évident qui influence différents cycles, notamment la consommation de graisses, le contrôle de la glycémie et les règles d'appétit. Dans cette section, nous examinerons les produits chimiques essentiels qui ont un impact sur le bien-être métabolique, comme les produits chimiques thyroïdiens, l'insuline, la leptine, la ghréline et les produits chimiques surrénaliens. L'acquisition de connaissances sur le fonctionnement de ces produits chimiques est essentielle pour améliorer la digestion et soutenir la santé générale.

• Santé Et Métabolisme De La Thyroïde

Comment la thyroïde régule les niveaux d'énergie Et le métabolisme

Le rôle de la thyroïde dans le guide énergétique L'organe thyroïdien, situé dans le cou, est l'organe de base de la coordination de l'absorption. Il transporte deux énormes substances synthétiques: la thyroxine (T4) et la triiodothyronine (T3).

Une personne peut avoir des niveaux élevés et faibles d'utilisation et de conservation d'énergie pendant le fonctionnement de la thyroïde.

Hyperthyroïdie Et Hypothyroïdie :

Les problèmes de thyroïde peuvent considérablement perturber l'équilibre du métabolisme. L'hyperthyroïdie survient lorsque la thyroïde devient trop active et contient des quantités excessives d'hormones, ce qui accélère le métabolisme et entraîne des symptômes tels qu'une perte de poids rapide, une augmentation du rythme cardiaque et de l'anxiété. À l'inverse, l'hypothyroïdie survient lorsque l'activité de la glande est faible, ce qui entraîne une réduction du taux de métabolisme. Les personnes atteintes d'hypothyroïdie sont souvent confrontées à des effets secondaires tels que la fatigue, la prise de poids et des difficultés à se mettre en forme, car leur corps lutte pour utiliser l'énergie de manière productive.

Substances chimiques de la thyroïde et métabolisme de base (BMR):

Les substances chimiques de la thyroïde jouent un rôle essentiel dans la gestion du métabolisme de base (BMR), qui traite de l'énergie nécessaire au corps pour remplir des rôles fondamentaux tout en restant immobile. Des niveaux élevés de substances chimiques de la thyroïde entraînent un BMR plus élevé, ce qui entraîne une dépense calorique plus importante. Il est intéressant de noter que de faibles niveaux de ces substances chimiques entraînent un BMR réduit, ce qui fait que le corps consomme moins de calories et accumule plus de graisse. Par conséquent, il est essentiel de maintenir la santé de la thyroïde pour garantir que le corps transforme efficacement les aliments en énergie.

• Insuline Et Régulation De La Glycémie

Le rôle de l'insuline dans le stockage de l'énergie Et son lien avec la santé métabolique

L'insuline, une hormone produite par le pancréas, est essentielle au contrôle du taux de sucre dans le sang et du stockage d'énergie. Les aliments sont décomposés en glucose (sucre), qui pénètre dans la circulation sanguine après avoir mangé. Ensuite, l'insuline est libérée pour transporter le glucose des vaisseaux sanguins vers les cellules où il sera utilisé comme énergie ou stocké sous forme de glycogène pour une utilisation ultérieure.

Stockage D'énergie Et Accumulation De Graisse: L'apport en glucose n'est pas seulement utilisé immédiatement pour produire de l'énergie, mais il signale également aux organes de stocker l'excédent sous forme de glycogène dans le foie et les muscles par l'intermédiaire de l'insuline. Une fois les réserves de glycogène saturées, le surplus de glucose est converti et déposé sous forme de graisse dans les tissus adipeux. Ce processus est important pour équilibrer les dépenses énergétiques. Cependant, lorsque l'insuline fait défaut, une résistance s'installe, ce qui entraîne un stockage de graisse.

Résistance à l'insuline: La résistance à l'insuline survient lorsque les cellules du corps ne répondent pas bien à l'insuline, ce qui entraîne une augmentation du taux de sucre dans le sang. En réponse, le pancréas libère davantage d'hormones, ce qui entraîne une accumulation de grandes quantités de cette hormone au fil du temps. Il a été établi que cet état prédispose au diabète sucré de type II, contribuant en outre au syndrome métabolique, un ensemble de conditions augmentant les risques de maladie cardiaque, d'accident vasculaire cérébral ou d'autres pathologies métaboliques. Cela a rendu plus difficile la normalisation des fonctions corporelles pour les personnes atteintes de ce trouble.

L'insuline Comme Hormone:
L'insuline est produite par le pancréas. Cette hormone joue un rôle important dans la régulation du taux de sucre dans le sang et dans le stockage de l'énergie. Lorsque nous mangeons des aliments, les glucides sont décomposés en glucose (sucre) et pénètrent dans la circulation sanguine après avoir mangé.

Il doit alors y avoir une sécrétion d'insuline qui permet de déplacer le glucose de la circulation sanguine vers les cellules où il remplit ses fonctions ou est stocké sous forme de glycogène pour une utilisation ultérieure.

Rôle de l'insuline dans le stockage de l'énergie et l'augmentation des réserves de graisse :

Le glucose n'est pas seulement utilisé rapidement pour les besoins énergétiques, mais il informe également certains organes de conserver le surplus de glucose dans le foie ou les muscles sous forme de glycogène via l'insuline. L'excès de glucose sera transformé en graisses lorsque toutes les réserves de glycogène seront remplies et conservées dans différentes couches du corps appelées tissu adipeux. Toute cette procédure est nécessaire pour atteindre l'équilibre en termes de dépenses énergétiques. Cependant, lorsqu'il y a une panne dans le mécanisme de l'insuline, il y aura une résistance suivie d'une accumulation de poids.

La résistance à l'insuline se produit lorsque les cellules du corps ne répondent pas bien à l'insuline, ce qui entraîne une augmentation du taux de glucose dans le sang. Au fil du temps, le pancréas compense en produisant plus d'insuline, ce qui peut entraîner des niveaux chroniquement élevés de cette hormone dans votre corps. Cette condition augmente le risque de diabète de type 2 ; elle peut également contribuer au syndrome métabolique (un ensemble de conditions qui augmentent le risque de maladies cardiaques, d'accidents vasculaires cérébraux et d'autres troubles métaboliques). Elle entraîne des difficultés pour le corps à réguler son fonctionnement normal.

• Leptine Et Ghréline

Hormones qui contrôlent la faim et l'équilibre énergétique
La leptine et la ghréline sont associées à l'équilibre énergétique à court terme. Au lieu de supprimer l'appétit, elles envoient des signaux au cerveau pour gérer l'appétit, la ghréline favorise la faim. Les niveaux de ghréline augmentent lorsque nous jeûnons et diminuent après les repas.

En plus d'influencer la prise alimentaire, la ghréline affecte d'autres aspects du comportement tels que le traitement des récompenses et la motivation pour la nourriture. Certaines études ont également montré qu'elle affecte la fonction cognitive en améliorant la rétention de la mémoire.

La ghréline joue également un rôle importantdans la régulation de l'homéostasie énergétique en stimulant la sécrétion d'hormone de croissance et d'hormones lysogènes par l'intermédiaire des récepteurs sécrétagogues de l'hormone de croissance (GHSR). Dans le tissu adipeux, il peut stimuler la production de cellules adipeuses tandis que dans le cœur, il peut stimuler la croissance des cellules du muscle cardiaque.

Leptine vs Ghréline:
La bataille pour votre cerveau Cependant, la relation entre ces deux hormones n'est pas si simple car il existe d'autres facteurs impliqués dans le contrôle de l'appétit comme le neuropeptide Y (NPY), les orexines de protéines apparentées à l'agouti (AGRP) et la physiologie des neurones POMC qui contribueront à leurs effets sur l'apport alimentaire, la leptine étant plus efficace que la ghréline pour lutter contre l'obésité après une perte de poids mais moins efficace pour prévenir la prise de poids, les rendant ainsi antagonistes l'une de l'autre.

Enfin, il ne faut pas oublier le stress qui joue ici aussi son rôle, notamment le cortisol, connu pour son effet anabolisant sur les tissus comme la synthèse des protéines ou la synthèse du glycogène à partir du glucose ou des acides gras selon le substrat disponible. Toutes ces interactions créent un réseau complexe où la leptine commande un signal « assez d'énergie » tandis que la ghréline envoie un appel pour « recommencer à manger ». Ce concept de dualité devrait nous permettre de comprendre pourquoi certaines personnes mangent moins en période de stress et d'autres mangent même plus lorsqu'elles réalisent que toute sensation de faim se dissipe avec des fringales qui apportent du réconfort dans les moments difficiles plutôt que de vider notre estomac.

• **Fonction Surrénalienne**

Comment les hormones surrénales influencent le taux métabolique et l'énergie

Les glandes surrénales, situées au-dessus des reins, produisent différentes substances chimiques qui contrôlent la digestion, la création d'énergie et la réaction du corps à la poussée. La substance chimique surrénale la plus importante dans ce contexte est le cortisol, souvent appelé « substance chimique du stress ».

Cortisol Et Traitement:
Le cortisol est transporté par la pression et est un élément essentiel de la coordination du traitement. Il aide le corps à utiliser l'énergie provenant de l'amidon, des graisses et des protéines. En cas de pression, le cortisol augmente les concentrations de glucose en encourageant la gluconéogenèse, une méthode de production de glucose à partir de matières non glucidiques telles que les acides aminés et les lipides. Cela donne au corps une source d'énergie rapide pour faire face aux problèmes rapides.

Pression Persistante Et Cortisol:

Bien que des augmentations temporaires du taux de cortisol soient bénéfiques pour la production d'énergie, un stress continu peut entraîner une augmentation retardée des niveaux de cortisol, ce qui peut avoir un effet négatif sur la digestion. Des niveaux élevés de cortisol favorisent le stockage des graisses, en particulier dans la région abdominale, et augmentent le risque de résistance à l'insuline et de problèmes métaboliques. Un stress constant peut également inciter à la gourmandise, car le cortisol stimule les envies de nourriture malsaine, sucrée et grasse.

Faiblesse Surrénalienne:

Lorsque les glandes surrénales sont épuisées en raison d'une pression constante, elles peuvent avoir du mal à produire des niveaux suffisants de cortisol, ce qui entraîne un état appelé fatigue surrénalienne. Les effets secondaires de la fatigue surrénalienne comprennent une baisse d'énergie, des difficultés de concentration et un blocage métabolique, ce qui rend plus difficile la combustion des calories et le maintien d'un poids santé.

Ajuster Le Cortisol Pour Le Bien-Être Métabolique:

La gestion du stress par des méthodes de relaxation, une activité régulière et une hygiène de repos appropriée peut aider à maintenir les niveaux de cortisol sous contrôle, à favoriser une digestion saine et à prévenir les effets néfastes d'un poids constant sur la capacité métabolique.

Le métabolisme est régulé par les hormones, qui jouent un rôle crucial dans la régulation de l'utilisation et du stockage de l'énergie par l'organisme. Chaque hormone remplit une fonction particulière dans le maintien de la santé métabolique, allant du contrôle du taux métabolique de base par la thyroïde au rôle de l'insuline dans la régulation de la glycémie. Une meilleure compréhension de la leptine, de la ghréline, du cortisol et d'autres hormones permet aux individus de mieux contrôler leur appétit, leurs dépenses énergétiques ainsi que leur équilibre métabolique global. Grâce à des modes de vie sains tels qu'une bonne alimentation, la gestion du stress et des exercices physiques, on peut maintenir l'équilibre hormonal, ce qui permet d'atteindre un métabolisme optimal et de prolonger sa vie.

Résumé

Les hormones sont des régulateurs essentiels du métabolisme, qui influencent la façon dont le corps utilise et stocke l'énergie. Chaque hormone a un rôle distinct dans le maintien de la santé métabolique, de la régulation du taux métabolique de base par la thyroïde à la fonction de l'insuline dans la gestion des niveaux de sucre dans le sang. En comprenant mieux le rôle des hormones telles que la leptine, la ghréline et le cortisol, nous pouvons comprendre les systèmes complexes qui contrôlent l'appétit, la dépense énergétique et l'équilibre métabolique global. En atteignant l'équilibre hormonal grâce à des choix de vie sains, comme une alimentation équilibrée, une gestion efficace du stress et une activité physique régulière, les individus peuvent améliorer leur métabolisme et favoriser leur bien-être à long terme.

Chapitre 7

Vieillissement Et Métabolisme

UNEn vieillissant, notre corps subit différents changements, et l'un des plus fondamentaux est la manière dont notre absorption se déplace. Le processus par lequel notre corps convertit les aliments en énergie, essentielle au maintien des fonctions corporelles vitales comme la respiration, la diffusion et l'absorption, est appelé digestion. Avec l'âge, la viabilité de ces cycles va globalement se détériorer, ce qui rend plus difficile de rester conscient des niveaux d'énergie, de la masse et du poids sain. Pour prévenir la prise de poids indésirable et favoriser le bien-être général, il est essentiel de comprendre la relation entre la digestion et le vieillissement. Cette partie explorera comment le traitement change avec l'âge, les cadres pour maintenir une bonne assimilation en vieillissant et les conseils appropriés pour empêcher la prise de poids liée à l'âge.

• Comment Le Métabolisme Évolue Avec L'âge

Pourquoi le métabolisme diminue avec l'âge

À mesure que nous vieillissons, l'un des phénomènes les plus notables est la diminution constante de notre métabolisme de base (BMR), qui correspond à la quantité de calories que notre corps consomme encore exceptionnellement. Cette diminution du BMR est influencée par plusieurs facteurs, notamment les changements dans la constitution du corps, les niveaux de substances et les plans de développement.

Perte de masse musculaire:
L'un des objectifs fondamentaux d'unde plus en plus Le ralentissement du processus de transformation avec l'âge est le manque de masse, une association connue sous le nom de sarcopénie. Le tissu musculaire est métaboliquement plus spécifique que la graisse, ce qui signifie qu'il brûle plus de calories, même exceptionnellement. En vieillissant, nous perdons de la masse, surtout si nous ne participons pas à des exercices de musculation

réguliers. Ce manque de masse diminue l'utilisation globale de l'énergie par le corps, ce qui facilite la prise de poids, que les apports nutritionnels restent inchangés ou non.

Changements Hormonaux:

Un autre facteur clé contribuant au ralentissement métabolique est l'ajustement des niveaux de composés. À mesure que nous vieillissons, la production de composés synthétiques spécifiques, tels que les substances de croissance et les substances sexuellement actives (œstrogènes et testostérone), diminue. Ces substances jouent un rôle important dans la coordination de la masse, la répartition des graisses et la création d'énergie. Des niveaux plus faibles de ces substances synthétiques peuvent provoquer une augmentation de la masse grasse, en particulier dans la région lombaire, et une diminution de la viabilité métabolique.

Activité Physique Réduite:

À mesure que les gens vieillissent, ils finissent par devenir moins puissants en raison de divers facteurs, notamment des problèmes médicaux, une baisse des niveaux d'énergie et des changements de style de vie.réductionLe développement musculaire s'ajoute à la catastrophe musculaire et à un traitement encore plus lent. La léthargie réelle peut également augmenter le risque de maladies métaboliques, par exemple le diabète de type 2 et les maladies cardiovasculaires, qui sont plus prédominantes chez les adultes plus préparés.

Résistance À L'insuline:

Le développement de l'obésité est également associé à un risque accru de résistance à l'insuline, une condition dans laquelle les cellules du corps deviennent moins sensibles à l'insuline, la substance responsable de la régulation des niveaux de glucose. Le déficit en insuline peut entraîner une augmentation des niveaux de glucose et un risque accru de prise de poids et de problèmes métaboliques.

• Stratégies Pour Maintenir Un Métabolisme Sain En Vieillissant

Régime alimentaire, exercice et habitudes de vie pour soutenir les niveaux d'énergie et le bien-être

Bien que la dégradation métabolique soit un signe distinctif du développement, il existe quelques systèmes qui peuvent aider à maintenir un niveau élevé d'énergie de traitement et de gestion à mesure que nous vieillissons. Certains changements métaboliques liés au vieillissement peuvent être compensés par une combinaison d'alimentation saine, d'exercice régulier et d'habitudes de vie saines.

Planification De La Force Pour Économiser De La Masse:
L'une des approches les plus efficaces pour arrêter la perte de masse liée à l'âge consiste à faire de la musculation ou des exercices de résistance. La participation à des exercices qui tonifient et prennent soin des muscles, comme l'haltérophilie, les exercices au poids du corps

ou la préparation avec des bandes de résistance, peut aider à protéger les tissus musculaires et à maintenir une absorption plus efficace. Le développement de la masse musculaire favorise la consommation de calories et crée en outre de la force, de la compacité et de la prise en charge.

Incorporer des exercices aérobiques:
Pour maintenir la santé cardiovasculaire et favoriser la digestion, il est essentiel de combiner des activités consommatrices d'oxygène comme la marche, le vélo, la natation ou le sport avec un entraînement de musculation. L'activité consommatrice d'oxygène améliore l'utilisation de l'énergie par le corps et régule les niveaux de glucose, réduisant ainsi le risque de diabète insulinodépendant et de maladies métaboliques.

Adoptez une alimentation équilibrée, riche en aliments riches en nutriments:À mesure que nous vieillissons, une alimentation régulière est nécessaire pour favoriser la digestion. Concentrez-vous sur la consommation d'une variété de sources alimentaires riches en compléments, comme les céréales complètes, les graisses saines, les protéines maigres et de nombreux produits du sol.

Protéine

Les protéines sont particulièrement importantes pour préserver la masse musculaire et soutenir la capacité métabolique. Afin de réduire le risque de surconsommation, compter les aliments riches en protéines comme le poisson, la volaille, les œufs, les légumes et les protéines végétales dans chaque repas peut aider à prévenir les lésions musculaires et à augmenter la satiété.

Aliments Riches En Fibres

Les assortiments d'aliments riches en fibres, comme les céréales complètes, les légumes et les légumes, favorisent la prospérité liée à l'estomac et aident à coordonner les niveaux de glucose, ce qui est particulièrement important car la réactivité à l'insuline diminue avec l'âge.

Restez Hydraté:

Le séchage peut ralentir le métabolisme, car le corps a besoin d'eau pour gérer les calories et effectuer les tâches métaboliques. Boire beaucoup d'eau tout au long de la journée permet de rester conscient des cycles métaboliques et d'éviter l'épuisement inutile.

Donnez la priorité au sommeil:
Une mauvaise qualité de sommeil est associée à un traitement plus lent et à un risque accru de prise de poids. Pour les personnes âgées, il est essentiel de veiller à une bonne hygiène la nuit afin de pouvoir avoir un sommeil réparateur. Des habitudes de sommeil favorables, comme le respect d'un horaire de sommeil planifié, la création d'un environnement de sommeil agréable et la diminution de la réceptivité aux écrans avant de se coucher, peuvent contribuer à favoriser la prospérité métabolique.

Gérer le stress:
L'augmentation de la pression entraîne une augmentation des niveaux de cortisol, la substance de stress du corps, ce qui peut perturber l'absorption et entraîner une prise de poids, en particulier au niveau de la région lombaire. Gérer la tension par des pratiques telles que la méditation, des exercices de respiration importants, le yoga et les soins peut aider à rester conscient de l'équilibre hormonal et de la capacité métabolique.

• Prévenir La Prise De Poids Liée À L'âge

Conseils pratiques pour équilibrer le métabolisme et maintenir la santé au fil des décennies

Prévenir la prise de poids devient plus difficile avec l'âge, mais ce n'est pas une fatalité. En modifiant votre alimentation, votre activité physique et vos habitudes quotidiennes, vous pouvez maintenir un poids santé et éviter le ralentissement métabolique souvent associé au vieillissement.

Ajustez L'apport Calorique En Fonction Du Métabolisme: **Le** métabolisme ralentit naturellement avec l'âge. Il peut donc être nécessaire d'ajuster l'apport calorique pour éviter la prise de poids. Il ne s'agit pas de réduire drastiquement l'apport calorique, mais plutôt de se concentrer sur le contrôle des portions et de choisir des aliments plus riches en nutriments et moins caloriques. Réduire la consommation d'aliments transformés et riches en sucre peut aider à prévenir l'accumulation inutile de graisse.

Mangez Des Repas Plus Petits Et Plus Fréquents:

Manger des repas plus petits et équilibrés tout au long de la journée peut aider à réguler la glycémie et à maintenir un niveau d'énergie stable. Certaines études suggèrent que ce mode d'alimentation peut prévenir la suralimentation et favoriser une meilleure efficacité métabolique, bien que les réponses individuelles puissent varier.

Restez Actif Tout Au Long De La Journée:

Même si l'exercice physique fait partie de votre routine, il est important de rester actif tout au long de la journée. De petits changements comme se tenir debout au lieu de s'asseoir, faire de courtes promenades ou s'étirer régulièrement peuvent aider à stimuler le métabolisme et à prévenir les effets négatifs d'une inactivité prolongée.

Surveiller La Santé Hormonale:

Les hormones jouent un rôle important dans le métabolisme. Il peut donc être utile de surveiller régulièrement la fonction thyroïdienne, la sensibilité à l'insuline et les niveaux d'hormones sexuelles au moyen de bilans médicaux. Traiter les déséquilibres hormonaux peut faire une grande différence dans le maintien d'un métabolisme sain.

Envisagez Le Jeûne Intermittent:
Le jeûne intermittent, qui consiste à limiter l'alimentation à des plages horaires spécifiques, est devenu populaire comme moyen d'améliorer la santé métabolique et de favoriser la gestion du poids. Pour certaines personnes, le jeûne intermittent peut aider à réguler les niveaux d'insuline et à favoriser la combustion des graisses, mais il est important d'aborder cette stratégie avec prudence, en particulier pour les personnes âgées, et de consulter un professionnel de la santé si nécessaire.

Résumé

Le vieillissement et le métabolisme sont étroitement liés, car la diminution naturelle du taux métabolique peut rendre difficile le maintien des niveaux d'énergie, la préservation de la masse musculaire et le maintien d'un poids santé. Cependant, ce déclin n'est pas permanent. En intégrant la musculation, en pratiquant régulièrement des exercices aérobiques et en suivant un régime alimentaire équilibré, riche en protéines et en aliments riches en nutriments, nous pouvons favoriser notre santé métabolique à mesure que nous vieillissons. De plus, gérer le stress, privilégier un sommeil de qualité et rester actif tout au long de la journée peut aider à contrer le ralentissement métabolique qui accompagne souvent le vieillissement. Grâce à des choix de vie intentionnels, il est possible d'obtenir une énergie durable, de prévenir la prise de poids et d'améliorer le bien-être général à mesure que nous vieillissons.

<u>Chapitre 8</u>

Affections Et Troubles Métaboliques

*D*La digestion est le cycle par lequel notre corps convertit les aliments en énergie pour des fonctions fondamentales, de la respiration à la réparation cellulaire. Cependant, diverses conditions et troubles métaboliques peuvent perturber ce cycle, entraînant de graves problèmes de santé. Les troubles métaboliques surviennent souvent lorsque le corps ne parvient pas à maintenir son équilibre métabolique normalement attendu, soit en raison de facteurs génétiques, d'une nature chimiquement instable ou d'impacts sur le mode de vie. Cette section examine quelques troubles métaboliques courants, notamment l'hypothyroïdie, l'hyperthyroïdie, le diabète et les troubles métaboliques, ainsi que des approches pour traiter ces problèmes par des changements de mode de vie et des médiations médicales.

• Hypothyroïdie Et Hyperthyroïdie

Comment les déséquilibres thyroïdiens affectent l'énergie et le métabolisme

La glande thyroïde joue un rôle essentiel dans la gestion de la digestion en délivrant des substances chimiques qui contrôlent la façon dont le corps utilise l'énergie. La glande thyroïde produit des hormones qui régulent diverses fonctions métaboliques du corps. Un dysfonctionnement de la thyroïde entraîne une augmentation ou une diminution du métabolisme corporel, ce qui entraîne différents niveaux d'énergie, des changements de poids et même des maladies.

Hypothyroïdie

Il s'agit d'une sous-production de ces hormones qui peut entraîner des symptômes graves si elle n'est pas traitée. Les substances chimiques essentiellement produites par cet organe sont la T3 (triiodothyronine) et la T4 (thyroxine). Ces substances synthétiques risquent de contrôler la consommation d'énergie du corps, et une insuffisance peut réduire leur absorption. Les effets secondaires de l'hypothyroïdie comprennent la faiblesse, la prise de poids, l'étroitesse d'esprit, la peau sèche et la somnolence. . La maladie est plus courante chez les femmes et survient généralement avec l'âge.

L'hypothyroïdie ralentit le métabolisme, ce qui rend plus difficile pour le corps de consommer efficacement les calories. Cela peut entraîner une prise de poids inattendue, surtout lorsqu'elle s'accompagne d'une baisse d'énergie et d'une fatigue qui accompagnent souvent cette maladie.

Le traitement comprend généralement un traitement de substitution chimique, dans lequel des produits chimiques thyroïdiens manufacturés (comme la lévothyroxine) sont recommandés pour rétablir une capacité métabolique normale. En plus des médicaments, des ajustements alimentaires tels que des repas équilibrés, une activité physique régulière et la gestion du stress peuvent aider à atténuer certains effets de l'hypothyroïdie sur le métabolisme.

Hyperthyroïdie:

L'hyperthyroïdie se produit lorsque des niveaux excessifs de substances chimiques thyroïdiennes sont créés par une glande thyroïde hyperactive. Cela accélère les cycles métaboliques, entraînant une perte de poids involontaire, une augmentation de l'appétit, de l'anxiété, un rythme cardiaque rapide et un intolérance à l'intensité. Cette maladie peut amener le corps à brûler des calories à un rythme déraisonnablement élevé, voire très calme.

La maladie de Graves est la cause la plus fréquente d'hyperthyroïdie et elle survient en raison d'une destruction auto-immune de la glande thyroïde entraînant une production excessive d'hormones.

Le traitement de l'hyperthyroïdie peut comprendre des médicaments antithyroïdiens pour réduire la production d'hormones, une thérapie à l'iode radioactif pour réduire la taille de la thyroïde ou parfois une intervention chirurgicale pour retirer une partie ou la totalité de la glande elle-même. Un diagnostic et un plan de traitement appropriés sont essentiels pour rétablir l'équilibre métabolique et prévenir d'autres désagréments.

• Diabète Et Syndrome Métabolique

Le lien entre le métabolisme et la régulation de la glycémie

Le diabète et les troubles métaboliques sont deux problèmes métaboliques étroitement liés qui ont un impact sur la capacité du corps à coordonner le glucose (glucose) et à recycler l'énergie.

Diabète:

Le diabète est un problème métabolique diligent caractérisé par des niveaux élevés de glucose. Les deux principaux types de diabète가Type 1 et Type 2가rappelez-vous les dysfonctionnements de l'insuline, une substance synthétique véhiculée par le pancréas qui contrôle la glycémie.

Diabète de type 1

Le diabète de type 1 est une maladie résistante dans laquelle la structure immunitaire poursuit les cellules productrices d'insuline dans le pancréas, provoquant un manque de production d'insuline. Les personnes atteintes de diabète de type 1 ont besoin de mélanges d'insuline pour contrôler leur taux de glucose et prévenir les complications.

Diabète de type 2

Lorsque le corps devient insensible à l'insuline, ce qui suggère que les cellules ne répondent pas vraiment à l'insuline et conduit à des niveaux de glucose élevés, le diabète de type 2 se développe. Sur une longue période, cela peut endommager les organes et les tissus, augmentant le risque de maladie coronarienne, de désillusion rénale et de lésions nerveuses. Le poids, l'oisiveté et les affinités alimentaires déplorables sont des facteurs de risque critiques pour le diabète de type 2.

La gestion du diabète comprend la surveillance de la glycémie, le traitement par solution ou insuline et les changements de mode de vie. Un programme alimentaire qui met l'accent sur les aliments entiers, les graisses saines, les protéines maigres et les glucides complexes peut aider à coordonner les niveaux de glucose. Le travail régulier et naturel, qui augmente en outre la réactivité à l'insuline et soutient les dirigeants de poids, est également un élément fondamental du programme de gestion du diabète.

Syndrome Métabolique:

La situation indique de nombreux facteurs qui augmentent les risques de diabète, de maladies cardiaques et d'accidents vasculaires cérébraux. Les cinq facteurs de risque essentiels pour les maladies métaboliques sont les suivants :

- Lourdeur abdominale (débordement de graisse autour de la partie médiane)
- Hypertension
- Augmentation de la glycémie à jeun
- Niveaux d'huile grasse élevés
- Faible taux de cholestérol HDL (le cholestérol « ajouté probable »)

Le trouble métabolique est sans équivoque associé au blocage de l'insuline et est généralement associé à un mode de vie paresseux, à un programme alimentaire pas exactement paradisiaque et à un excès de poids. Le trouble peut généralement affecter l'assimilation, provoquant un épuisement, des difficultés à se mettre en forme et un risque prolongé de maladies chroniques.

C'est ici que vous examinez votre état de santé, par exemple en incluant un régime alimentaire riche en fruits et légumes, céréales complètes et viandes maigres, bons pour le cœur, accompagné d'exercices réguliers afin d'améliorer le fonctionnement de l'insuline et de maintenir le cœur en bonne santé en même temps. Il est parfois nécessaire de prendre des médicaments qui contrôlent la tension artérielle, le taux de sucre ou même le taux de cholestérol.

• Traitement Des Troubles Métaboliques

Changements de style de vie, interventions médicales et approches holistiques pour la gestion des troubles métaboliques

La prise en charge des troubles métaboliques implique donc nécessairement un traitement médical, une certaine forme de modification du mode de vie et parfois une approche holistique pour rétablir l'équilibre métabolique et améliorer la qualité de vie. Voici les principales approches de prise en charge des troubles métaboliques courants:

Médiations Cliniques:
Les thérapies cliniques sont basées sur le problème spécifique, depuis le traitement de substitution chimique dans les problèmes de thyroïde jusqu'au traitement à l'insuline ou aux médicaments hypoglycémiants dans le diabète et au conseil avec des prescriptions hypocholestérolémiantes ou hypotensives dans les troubles métaboliques. En règle générale, ces thérapies cliniques tentent de résoudre le problème de base des troubles chimiques ou potentiellement digestifs et de prévenir ses complications.

Changement de régime alimentaire

Le changement de régime alimentaire est un système de gestion efficace pour les problèmes métaboliques. Dans l'hypothyroïdie, un régime alimentaire raisonnable et nutritif aidera à gérer les problèmes chez les patients atteints d'hypothyroïdie et leur fournira des quantités suffisantes d'iode, de sélénium et de zinc pour aider à maintenir la capacité de la thyroïde. Cependant, dans le diabète ou les troubles métaboliques, l'apport de sucres transformés et d'amidons raffinés doit être complètement réduit, tandis que leur consommation d'aliments entiers riches en fibres doit être augmentée pour équilibrer le taux de sucre dans le sang et développer davantage la réactivité à l'insuline.

Protéines maigres

Les protéines maigres, les protéines végétales, les graisses saines (comme le poisson riche en oméga-3 ou les graines de lin) et les glucides complexes (comme les céréales complètes et les légumineuses) vous donneront de l'énergie au fil du temps sans augmenter votre glycémie.

Pratique et travail réel:

Le bien-être métabolique est maintenu par un travail régulier et réel. En un mot, tout le monde devrait pratiquer à la fois des exercices aérobiques (marche rapide, vélo ou natation) et des exercices de musculation, qui augmentent le taux métabolique et développent les muscles. Une activité normale augmente la réactivité à l'insuline, aide à maintenir les niveaux d'énergie élevés et améliore la gestion du poids.

Gestion du poids:
Un poids approprié est également essentiel pour améliorer les fonctions métaboliques chez les personnes atteintes de diabète, du syndrome métabolique ou d'un déséquilibre thyroïdien. Des changements de comportement et de style de vie associés à un contrôle des calories et à l'exercice physique peuvent empêcher une prise de poids supplémentaire et ainsi maintenir l'équilibre métabolique.

Gestion du stress:
Le stress chronique augmente les niveaux de cortisol, qui agissent à des taux opposés sur le métabolisme, en particulier dans l'hypothyroïdie et le syndrome métabolique. Parmi les exemples de pratiques relaxantes, on peut citer la méditation, la respiration profonde, le yoga et la pleine conscience, qui contribuent toutes à réduire le niveau de stress et à améliorer le métabolisme dans son ensemble.

Approches holistiques:
Dans certains cas, une personne peut rechercher des approches holistiques supplémentaires en plus des soins médicaux, comme l'acupuncture, les traitements à base de plantes et les compléments alimentaires. Certaines plantes ont été étudiées et peuvent offrir un soutien à la santé métabolique dans des domaines spécifiques, comme le stress et les fonctions thyroïdiennes, par exemple l'ashwagandha et le ginseng. Tout traitement alternatif, en particulier lorsqu'une personne souffre d'un trouble métabolique, doit d'abord être discuté avec un professionnel de la santé.

Résumé

Les conditions et problèmes métaboliques, comme l'hypothyroïdie, l'hyperthyroïdie, le diabète et les troubles métaboliques, peuvent affecter considérablement les niveaux d'énergie, le poids et le bien-être général. La capacité du corps à traiter efficacement l'énergie est perturbée par ces conditions, ce qui peut entraîner des symptômes tels que la fatigue, la prise de poids ou la perte de poids involontaire. Bien que les interventions cliniques soient la plupart du temps importantes pour

Chapitre 9

Détoxifier votre métabolisme

*je*De nos jours, notre corps est constamment exposé aux poisons – composés synthétiques et impuretés du climat, de la nourriture et même des détails familiaux. Bien que notre corps soit préparé à gérer un certain niveau de poisons, à long terme, ces substances peuvent s'accumuler et perturber d'autres cycles, y compris notre digestion. Détoxifier votre digestion ne consiste pas seulement à libérer l'accumulation de substances nocives ; cela consiste à soutenir les organes responsables de la détoxification et à garantir que votre digestion se déroule comme prévu et parfaitement. Voyons comment les poisons affectent le métabolisme, à quel point la santé du foie et des intestins est importante, et des moyens simples et naturels pour aider à détoxifier et à maintenir un métabolisme sain.

Le Rôle Des Toxines Dans Le Ralentissement Du Métabolisme

Comment les facteurs environnementaux affectent la santé métabolique.

Les poisons métaboliques peuvent entraver la capacité naturelle du corps à produire de l'énergie et à contrôler le poids, ce qui peut avoir un impact significatif sur la santé métabolique. Les sources normales de venins comprennent les fongicides, les essences lourdes, les impuretés, les composés synthétiques raffinés et les aliments transformés. Ces venins peuvent s'accumuler dans les cellules et les tissus du taux de graisse musculaire et, à long terme, ils peuvent engendrer des irritations, perturber l'équilibre chimique et entraver les cycles métaboliques. C'est ainsi que les venins retardent la digestion.

Perturbation Hormonale:

Certains poisons, appelés perturbateurs endocriniens, perturbent ou ralentissent la capacité de substances chimiques comme les substances chimiques de la thyroïde, l'insuline et le cortisol. Les produits chimiques contenus dans les aliments non biologiques, les fongicides et les plastiques, par exemple, peuvent perturber la fonction thyroïdienne, entraînant un ralentissement du métabolisme et une prise de poids. En principe, les dommages qui affectent l'insuline peuvent rendre plus difficile pour l'organisme de gérer le glucose, ce qui aggrave les problèmes métaboliques comme le diabète et les troubles métaboliques.

Inflammation:

Les substances toxiques peuvent provoquer des troubles persistants, qui affectent l'assimilation en modifiant la façon dont le corps traite l'énergie. Les troubles peuvent réduire la capacité du corps à brûler les graisses et à contrôler son poids. Ils peuvent également provoquer une résistance à l'insuline, où les cellules deviennent moins sensibles à l'insuline, ce qui rend plus difficile de rester attentif aux conditions de glucose saines.

Stress Oxydatif:

La réceptivité aux substances toxiques naturelles augmente la pression oxydative, qui se produit lorsqu'il y a une maladresse entre les radicaux libres (plaques capricieuses) et les bastions cellulaires dans le corps. La pression oxydative endommage les cellules et les tissus, empêche la digestion et la croissance des animaux.

Les venins étant essentiels, il est délicat de les éviter complètement. Néanmoins, soutenir les tissus de détoxification de l'organisme peut aider à limiter leurs effets sur la digestion et est généralement bénéfique.

Les toxines étant inévitables, il est difficile de les éviter. Néanmoins, soutenir les systèmes de détoxification de l'organisme peut aider à limiter leurs effets sur la digestion et le bien-être général.

• **Santé Du Foie Et Des Intestins**

Leur impact sur le métabolisme et la détoxification

Bien-être du foie et de l'estomac: leur effet sur la digestion et la détoxification
Le foie et l'estomac sont deux des principaux organes chargés de détoxifier l'organisme et de maintenir une bonne digestion. Tous deux jouent un rôle essentiel dans la gestion et l'élimination des toxines et, lorsqu'ils fonctionnent de manière optimale, ils favorisent une production d'énergie efficace et le bien-être métabolique.

Affection Du Foie:

Le foie est l'organe de détoxification fondamental du corps. Il canalise les toxines du sang, traite les nutriments des aliments et décompose des substances comme l'alcool, les médicaments et les composés synthétiques écologiques. Un foie sain soutient la digestion en transformant les nutriments en énergie utilisable, en gérant le glucose et en séparant les graisses. Dans tous les cas, lorsque le foie est surchargé de toxines, sa capacité à détoxifier et à traiter les nutriments s'affaiblit, ce qui peut nuire à sa capacité à brûler des calories et entraîner de la fatigue, une prise de poids et d'autres problèmes médicaux.

Pour aider le foie à fonctionner, il est essentiel de suivre un régime alimentaire riche en antioxydants, qui aident à tuer les radicaux libres et à réduire le stress oxydatif. Les aliments comme les légumes crucifères (brocoli, chou-fleur et chou frisé), les légumes verts, les betteraves et les baies sont d'excellents choix. De plus, boire beaucoup d'eau aide à éliminer les toxines du foie et favorise la détoxification.

Santé Intestinale:
L'estomac joue un rôle essentiel dans le traitement et la détoxification. Un estomac sain contient des micro-organismes bénéfiques (connus sous le nom de microbiome) qui aident à séparer les toxines, à incorporer les nutriments et à diriger la digestion. Lorsque l'estomac est compromis - en raison d'une mauvaise alimentation, du stress ou des toxines - il peut provoquer un trouble digestif défectueux, où les toxines et les particules alimentaires non digérées traversent la membrane digestive pour atteindre le système circulatoire. Cela peut déclencher une inflammation et perturber les cycles métaboliques.

Consommez des aliments riches en fibres, qui facilitent la digestion et l'élimination des déchets, pour maintenir la santé intestinale. Le yaourt, la choucroute et le kimchi sont des exemples d'aliments fermentés qui peuvent apporter de bonnes bactéries dans l'intestin, et les probiotiques et prébiotiques aident à maintenir un microbiome sain.

En soutenant le bien-être du foie et de l'estomac, vous créez des zones de force pour une détoxification et une digestion plus développée. Ces organes sont essentiels pour gérer les compléments que vous consommez et éliminer les substances nocives, garantissant ainsi que votre corps fonctionne de manière productive et reste stimulé.

• Stratégies Simples De Désintoxication

Des moyens sûrs et efficaces pour stimuler le métabolisme

Détoxifier votre digestion ne nécessite pas de jeûne excessif ni de purifications compliquées. En fait, des changements simples dans le mode de vie et le régime alimentaire peuvent généralement soutenir les processus de détoxification du corps et favoriser une digestion saine. Voici quelques méthodes de détoxification sûres et efficaces:

Bien S'hydrater:
Rester hydraté est l'un des meilleurs moyens de favoriser la détoxification. L'eau aide à éliminer les toxines du corps par l'urine et la transpiration. Prévoyez de boire environ 8 à 10 verres d'eau par jour et pensez à ajouter du citron à votre eau pour une augmentation supplémentaire de l'acide L-ascorbique, qui maintient la capacité du foie.

Mangez des aliments entiers :
Privilégiez un régime alimentaire riche en aliments entiers et naturels. Les graisses saines, les céréales complètes, les protéines maigres et

les fruits et légumes contiennent tous des nutriments essentiels qui contribuent à la santé métabolique et à la détoxification. Évitez les aliments transformés, les additifs artificiels et le sucre, qui peuvent perturber le foie et aggraver l'inflammation.

Consolider Les Sources Alimentaires Détoxifiantes:

Quelques sources alimentaires sont particulièrement efficaces pour favoriser la détoxification. Par exemple, le curcuma possède de puissantes propriétés anti-inflammatoires tandis que l'ail contient des composés soufrés qui favorisent la santé du foie. Le thé vert est un autre excellent choix, car il est riche en agents anticancéreux qui soutiennent les processus de détoxification du foie.

Obtenez Une Activité Personnalisée:

Le travail actif favorise la circulation sanguine et aide le corps à éliminer les toxines par la transpiration. De plus, une activité normale favorise la digestion en augmentant le volume et en améliorant la réactivité à l'insuline. Pour tirer le meilleur parti de votre exercice, essayez de faire un mélange de cardio (marche, course, natation) et de musculation.

Concentrez-Vous Sur Le Repos:
Le repos est essentiel pour détoxifier le cerveau et le corps. Pendant le repos, le corps répare les tissus, traite les déchets et contrôle les substances chimiques qui contrôlent l'appétit, la digestion et les niveaux d'énergie. Optez pour des périodes de sommeil de qualité chaque nuit pour favoriser le bien-être général et la détoxification.

Pratiquez Le Jeûne Intermittent:
Le jeûne intermittent consiste à alterner entre les périodes de repas et de jeûne. Le corps a la possibilité et la volonté de se concentrer sur la détoxification et les réparations plutôt que sur l'absorption lorsqu'il suit un régime. Il a été démontré que le jeûne intermittent favorise la perte de poids, diminue l'aggravation et agit sur le bien-être métabolique.

Réduire L'exposition Au Poison Écologique:
Bien qu'il soit difficile d'éliminer tous les poisons de votre situation actuelle, vous pouvez faire tout ce qui est en votre pouvoir pour réduire votre exposition. Utilisez des produits de nettoyage réguliers, purifiez votre eau et optez pour des variétés d'aliments naturels lorsque cela est possible pour limiter l'admission de pesticides et de composés synthétiques.

Améliorations Constantes:
Certains compléments alimentaires peuvent favoriser la détoxification et la capacité métabolique. Les probiotiques et les fibres, par exemple, favorisent la santé intestinale, et le chardon-Marie est un complément à base de plantes très apprécié pour la santé du foie. Néanmoins, il est essentiel de consulter un professionnel de la santé avant d'ajouter des compléments alimentaires à votre routine quotidienne.

Résumé

Plutôt que de compter sur des cures de détox extrêmes ou à la mode, la détoxification de votre métabolisme soutient la capacité naturelle de votre corps à traiter et à éliminer les toxines. En vous concentrant sur le bien-être du foie et de l'estomac, en mangeant des aliments entiers riches en suppléments, en restant hydraté et en consolidant une activité normale, vous pouvez améliorer votre capacité métabolique et maintenir des niveaux d'énergie élevés. Une digestion saine est la voie vers la prospérité à long terme, et avec des méthodes de détox simples, vous pouvez maintenir les systèmes énergétiques de votre corps en marche comme prévu.

Chapitre 10

Créer Un Mode De Vie Optimisant Le Métabolisme

U N L'amélioration et le maintien d'une digestion saine vont au-delà des changements alimentaires transitoires ou des programmes d'exercices. Il s'agit d'adopter des habitudes quotidiennes qui soutiennent en permanence la production d'énergie de votre corps, gèrent le stress et se concentrent sur la prospérité générale. Un mode de vie favorisant la digestion est complet, ce qui signifie qu'il comprend un travail et une alimentation actifs ainsi que les facteurs psychologiques, familiaux et individuels qui ont un impact sur votre bien-être métabolique. Que diriez-vous d'étudier l'importance des horaires quotidiens, l'association corps-esprit et comment personnaliser votre méthodologie pour un bien-être métabolique idéal?

• Habitudes Quotidiennes Pour Un Métabolisme Sain

La digestion ne se limite pas à la nourriture que nous mangeons; c'est un cycle déroutant influencé par différents aspects de notre routine quotidienne. Des habitudes simples mais efficaces peuvent permettre à votre digestion de fonctionner de manière productive, vous aidant à maintenir votre niveau d'énergie, à contrôler votre poids et à favoriser votre bien-être à long terme.

1. **Nutrition Adéquate: Un** régime alimentaire riche en aliments complets fournit les compléments essentiels dont votre corps a besoin pour alimenter la digestion. Concentrez-vous sur l'inclusion de :

- **Protéines maigres :**

Les protéines maigres comme le poulet, le poisson, le tofu et les légumes. Étant donné que les protéines contribuent à la différence thermodynamique (TEF) des aliments, votre corps consommera plus de calories lors de leur transformation.

- **Graisses Saines :**

Avocats, huile d'olive, noix, graines et autres graisses saines : ces faits sont essentiels pour les directives chimiques, y compris celles qui ont un impact sur la capacité métabolique.

- **Glucides Complexes :**

Glucides complexes provenant de sources telles que les céréales complètes, les produits biologiques et les légumes. Ces glucides vous procurent une énergie constante sans provoquer de pics ou de chutes de glycémie, qui peuvent ralentir le métabolisme.

2. **Restez hydraté :**

   L'eau est essentielle à tous les cycles métaboliques. Rester hydraté favorise la digestion, l'absorption des nutriments et la détoxification, et boire suffisamment d'eau permet à votre corps de métaboliser les graisses stockées en énergie. Boire de l'eau froide peut essayer de stimuler votre digestion pendant une courte période, car votre corps essaie de transporter l'eau au niveau de chaleur interne.

3. **Mangez Tous Les Jours :**
   Sauter des repas peut envoyer votre corps en mode conservation, ralentissant la digestion pour économiser de l'énergie. Manger de petits repas ou collations adaptés au cours de la journée maintient votre digestion dynamique. Le jeûne discontinu peut également être un régime alimentaire utile pour certains, permettant au corps de passer d'une période de traitement à une période de détoxification.

4. **Faites De L'exercice Régulièrement**

Un travail réel prévisible est l'un des meilleurs moyens de favoriser la digestion. Envisagez d'intégrer un mélange de :

- **Exercices cardiovasculaires: Les** activités cardiovasculaires comme la marche, le vélo ou la natation, qui augmentent la consommation de calories pendant et après l'exercice.

- **Entraînement musculaire: La** pratique de la musculation prépare votre corps à la croissance musculaire et augmente votre métabolisme de base (BMR). L'augmentation de la masse musculaire entraîne une dépense calorique plus élevée lorsque votre corps est au repos.

5. **Reposez-vous suffisamment**: Un métabolisme plus lent a été associé à un sommeil de mauvaise qualité ou insuffisant. Pendant le repos, votre corps gère les substances chimiques qui ont un impact sur la faim, la consommation d'énergie et le stockage des graisses. Ne vous privez pas de longues périodes de repos précieux chaque nuit pour favoriser une capacité métabolique idéale.

6. **Réduction du stress: Le** stress persistant entraîne une augmentation du taux de cortisol, ce qui peut nuire à la capacité à brûler des calories et à favoriser le stockage des graisses. L'intégration d'exercices de réduction du stress comme la méditation, la respiration profonde ou le yoga dans votre programme quotidien peut vous aider à maintenir le cortisol sous contrôle et à favoriser une digestion saine.

• **Connexion Corps-Esprit**

Comment la santé mentale et émotionnelle affecte le métabolisme

L'association cerveau-corps joue un rôle important dans le bien-être métabolique. Le bien-être physique et mental influence la façon dont votre corps traite l'énergie, stocke les graisses et dirige les cycles métaboliques.

Stress Et Cortisol:
Une pression constante favorise la production de cortisol, une substance chimique qui incite le corps à stocker les graisses, en particulier dans la région de l'estomac. Cette réaction joue un rôle crucial dans les mécanismes de survie du corps. Bien qu'utile en cas de danger passager, une pression à long terme peut provoquer des dégâts sur la digestion en réduisant la production d'énergie et en provoquant une résistance à l'insuline, ce qui entraîne une prise de poids et des difficultés à perdre de la graisse.

Habitudes Alimentaires Et Santé Mentale:
Nos habitudes alimentaires, qui affectent directement le métabolisme, ont un impact direct sur le bien-être émotionnel. Une alimentation excessive, souvent provoquée par

le stress, la tension ou la mélancolie, peut conduire à une surconsommation de sources alimentaires indésirables, ce qui a un effet négatif sur la digestion. En revanche, un bien-être positif à la maison favorise une alimentation équilibrée, où vous êtes plus au fait des envies et des envies de votre corps, favorisant ainsi une digestion saine.

Raisonnement Positif Et Inspiration:
Votre point de vue psychologique influence votre capacité à maintenir un mode de vie sain. Une attitude positive permet de rester plus facilement motivé et constant dans l'exercice, une bonne alimentation et des exercices de gestion du stress, qui favorisent tous le bien-être métabolique.

Encourager une bonne association cerveau-corps par des exercices de soins, des méthodes de réduction du stress et cultiver le bien-être à domicile peut favoriser une digestion plus équilibrée et plus efficace.

• Santé Métabolique Personnalisée

Personnaliser votre approche en fonction des besoins Et des objectifs métaboliques individuels

Il n'existe pas deux individus ayant des taux métaboliques identiques, et des facteurs tels que l'âge, l'orientation, les caractéristiques héréditaires et le mode de vie jouent tous un rôle dans le fonctionnement de votre digestion. Pour améliorer votre digestion et bénéficier d'une énergie et d'une prospérité soutenues, il est essentiel d'adopter une stratégie personnalisée.

1. **Comprendre Votre Métabolisme De Base (BMR):**

Le nombre de calories dont votre corps a besoin pour effectuer des fonctions fondamentales comme la respiration, la circulation sanguine et la préservation de la santé cellulaire est connu sous le nom de votre BMR. En fonction de votre physiologie individuelle et de votre niveau d'activité, vous pouvez soit consulter un professionnel de la santé, soit calculer votre BMR à l'aide de divers outils en ligne. Connaître votre BMR vous aide à adapter votre apport calorique à vos besoins métaboliques, à soutenir la gestion du poids et à équilibrer votre énergie.

2. **Ajustements Liés À L'âge**:
En vieillissant, la digestion ralentit généralement en raison d'une diminution du volume des selles et de changements hormonaux. Vous pouvez contrer ce problème en adaptant votre régime alimentaire et votre niveau d'activité pour répondre aux besoins changeants de votre corps :

L'entraînement en force est le meilleur moyen de maintenir votre métabolisme fort et de développer vos muscles.
Consolidez des sources alimentaires épaisses et complémentaires qui sont moins caloriques mais riches en nutriments, minéraux et fibres pour répondre à vos besoins alimentaires sans vous gaver.

3. **Équilibre Hormonal :**
Les produits chimiques jouent un rôle important dans la régulation de la digestion. Par exemple, des caractères irréguliers dans les produits chimiques de la thyroïde, l'insuline ou la leptine (qui contrôle la faim) peuvent ralentir les cycles métaboliques. Si vous suspectez un déséquilibre hormonal, il est essentiel de faire appel à un professionnel de la santé pour tester

et résoudre ces problèmes afin d'améliorer la digestion. Maintenir un équilibre hormonal sain implique également de réduire le stress, de dormir suffisamment et de suivre un régime alimentaire équilibré.

4. **Génétique**:

Les caractéristiques héréditaires peuvent avoir un impact sur la rapidité ou la lenteur avec laquelle votre corps utilise les aliments. Certaines personnes ont généralement un système digestif plus rapide, tandis que d'autres peuvent avoir du mal à digérer plus lentement. Bien que vous ne puissiez pas changer vos caractéristiques, vous pouvez améliorer votre digestion grâce à un régime alimentaire, à des exercices et à des changements de mode de vie qui fonctionnent avec les habitudes normales de votre corps.

5. **Niveau De Style De Vie Et D'activité :**

Les personnes ayant un mode de vie dynamique ont généralement de meilleures capacités à brûler des calories, car le travail actif augmente la masse musculaire et les calories.**consommation**. En supposant que votre travail soit stationnaire, consolider de petits changements – comme rester au travail en même temps, utiliser la cage d'escalier ou faire de courtes promenades – peut aider à soutenir la digestion au cours de la journée. Soutenir la santé métabolique nécessite de s'assurer que le corps reçoit l'équilibre approprié de macronutriments lorsqu'il est administré aux athlètes ou aux personnes qui pratiquent beaucoup d'activité physique.

6. **Objectifs Individuels :**

Votre façon de gérer votre bien-être métabolique doit être en adéquation avec vos propres objectifs, qu'il s'agisse de maintenir votre poids, d'augmenter votre énergie ou de travailler sur votre bien-être général. Par exemple :

Si votre objectif est de perdre du poids, il est important de vous concentrer sur une carence calorique tout en répondant aux besoins nutritionnels de votre corps. Manger des repas plus modestes et plus réguliers et rester vraiment dynamique contribuera à augmenter votre apport calorique.**consommation**et prévenir les blocages métaboliques.

En supposant que vous ne retenez rien, concentrez-vous sur les variétés d'aliments riches en suppléments qui fournissent une énergie soutenue (comme les céréales complètes, les protéines et les graisses solides) et réduisez le sucre et les sources d'aliments transformés pour aider à équilibrer les niveaux de glucose et à soutenir la création d'énergie.

Résumé

Adopter un mode de vie qui améliore la digestion nécessite une approche à plusieurs niveaux qui intègre la nutrition, le travail actif, la prospérité mentale et profonde et des systèmes personnalisés. En définissant des habitudes quotidiennes qui aident votre digestion, en cultivant des zones de force pour une association corporelle et en adaptant votre mode de vie à vos besoins métaboliques intéressants, vous pouvez garantir une énergie, un bien-être et une impériosité soutenus à long terme. Cette approche holistique de la santé métabolique permet non seulement à votre corps de produire plus d'énergie, mais elle vous permet également de vous sentir mieux en général, afin que vous puissiez vous sentir au mieux chaque jour.

Conclusion

La Clé D'une Santé Et D'un Bien-Être À Long Terme

Une santé et un bien-être à long terme ne peuvent pas être obtenus par des changements ou des solutions rapides ; ils nécessitent une méthodologie intégrée et complète qui considère la digestion comme un élément central. Le métabolisme est un système fondamental qui influence tous les aspects de votre bien-être, de l'énergie physique à la clarté mentale et à la stabilité émotionnelle. Il s'agit de bien plus qu'un simple processus permettant de brûler des calories ou de gérer son poids. En soutenant et en rationalisant votre digestion, vous pouvez ouvrir la voie à une vitalité soutenue, à un meilleur bien-être et à une satisfaction personnelle améliorée.

- ## **Intégrer Le Métabolisme Dans Une Approche Holistique De La Santé :**

Comment une bonne énergie favorise le bien-être physique, mental et émotionnel

La digestion est au cœur de la façon dont votrele corpsLes capacités de l'organisme jouent un rôle fondamental dans votre bien-être physique, mental et profond. Une digestion saine et équitable garantit que votre corps transforme efficacement les aliments que vous mangez en énergie, alimentant ainsi tout, des cycles cellulaires aux capacités mentales et aux directives d'humeur. C'est ainsi que la digestion s'intègre dans une approche globale de la gestion du bien-être :

Prospérité Actuelle:
La digestion influence réellement les performances de votre corps. Que vous soyez immobile ou actif, votre taux métabolique détermine la capacité de votre corps à produire de l'énergie à partir des suppléments que vous consommez. Une digestion saine vous donne l'endurance et la solidarité nécessaires pour

traverser vos activités quotidiennes, qu'il s'agisse de marcher, de faire de l'exercice ou de travailler. De plus, elle favorise le développement musculaire, le métabolisme des graisses et la résilience physique en général. Lorsque la digestion fonctionne de manière optimale, vous ressentez une meilleure persévérance, plus rapidementrécupérationà partir d'exercices et de niveaux d'énergie soutenus tout au long de la journée.

Lucidité Mentale Et Capacité Mentale:
Votre cerveau est l'un des organes les plus gourmands en énergie de votre corps et il dépend fortement d'un bon fonctionnement du système digestif. Des directives énergétiques légitimes garantissent que votre cerveau dispose d'un stock constant de glucose, qui alimente les cycles mentaux tels que le cœur, la mémoire, l'orientation et l'imagination. Une meilleure digestion prévient les chutes d'énergie qui peuvent entraîner une faiblesse mentale, un trouble cérébral ou un manque de concentration. Vous vous sentez plus alerte mentalement et êtes mieux à même de gérer des tâches difficiles lorsque votre métabolisme est équilibré.

A Proximité De Chez Soi Stabilité Et Stress Les Dirigeants:

Non seulement le métabolisme a un impact sur votre esprit et votre corps, mais il joue également un rôle important dans la régulation émotionnelle. Une digestion qui fonctionne bien aide à équilibrer les substances chimiques comme le cortisol, l'insuline et la sérotonine, qui ont un impact sur l'humeur et les réactions au stress. Des niveaux d'énergie stables empêchent les fluctuations de proximité provoquées par les pics et les chutes de glucose. À l'inverse, une digestion déséquilibrée peut provoquer des épisodes émotionnels, de la nervosité, de l'irritabilité ou même de la déprime. En soutenant votre digestion, vous soutenez la prospérité à la maison, vous permettant de mieux gérer le stress, de rester calme sous tension et de garder une perspective positive sur la vie.

• Vivre Une Vie Métaboliquement Optimisée

Maintenir des habitudes saines pour une vitalité et une longévité durables

Une vie métaboliquement améliorée est liée à l'adoption de habitudes qui aident votre métabolisme et améliorent votre santé générale et votre espérance de vie. Voici les principaux systèmes pour maintenir un système digestif qui fonctionne efficacement et économiquement sur le long terme:

Se Concentrer Sur Une Alimentation Adaptée:

Adopter un régime alimentaire riche en aliments entiers et biologiques est essentiel pour améliorer la digestion. Concentrez-vous sur des aliments riches en nutriments comme les protéines maigres, les graisses solides, les amidons complexes et d'autres produits du sol. Ceux-ci fournissent les nutriments, minéraux et agents anticancéreux essentiels qui favorisent les cycles métaboliques, les régulations chimiques et la production d'énergie. Éviter les sucres raffinés, les aliments transformés excessifs et les graisses trans prévient les blocages métaboliques et la nature instable du glucose.

Rester Réellement Dynamique:
L'exercice régulier est l'un des meilleurs moyens de maintenir une digestion saine. Combiner un mélange d'exercices à fort impact (comme la marche, le vélo ou la natation) et d'entraînement musculaire aide à augmenter la masse musculaire, ce qui soutient ainsi votre métabolisme de base (BMR). L'exercice cardio intense (HIIT) peut également donner à votre digestion un pic temporaire et favoriser la combustion des graisses. L'exercice régulier améliore la capacité métabolique et agit sur la santé cardiovasculaire, la force musculaire et la densité osseuse – des éléments clés pour une performance à long terme.

La Gestion Du Stress Et La Santé Mentale Sont Des Priorités:
Une pression constante peut entraîner une augmentation des niveaux de cortisol, ce qui peut nuire à la digestion en réduisant la production d'énergie et en favorisant le stockage des graisses. Gérer le stress par des exercices de relaxation comme la méditation, le yoga ou des exercices de respiration profonde

peut aider à maintenir les niveaux de cortisol sous des contraintes strictes. Se concentrer sur le bien-être mental et personnel est essentiel pour maintenir une bonne digestion, car le stress mental peut perturber la capacité de votre corps à utiliser efficacement les suppléments.

Reposez-vous de manière adéquate: le repos est souvent négligé, mais il joue un rôle essentiel dans le maintien d'une digestion saine. Pendant un sommeil profond, votre corps répare les tissus, régule les produits chimiques et équilibre la consommation d'énergie. Le manque de repos ou une mauvaise qualité de sommeil peut perturber ces cycles, provoquant des caractéristiques métaboliques irrégulières qui entraînent une prise de poids, une faible énergie et une faible capacité mentale. Ne vous abstenez pas de longues périodes de sommeil continu chaque nuit pour permettre à votre corps de se réinitialiser et d'améliorer la digestion pour la journée à venir.

Restez Hydraté:
L'eau est essentielle à pratiquement tous les cycles métaboliques du corps. Une hydratation adéquate aide votre corps à traiter les graisses, à réguler le niveau de chaleur interne et à favoriser l'absorption. Boire suffisamment d'eau

peut en fait donner un coup de pouce temporaire à votre digestion, car votre corps utilise de l'énergie pour transporter l'eau au niveau de chaleur interne. Concentrez-vous sur l'hydratation en buvant de l'eau tout au long de la journée, en particulier au dîner, pour que votre digestion fonctionne efficacement.

Concentrez-vous sur l'apprentissage et la variation en profondeur: votre métabolisme changera naturellement à mesure que vous vieillissez, mais cela ne signifie pas que vous ne pouvez pas le contrôler. Rester informé de la façon dont les besoins de votre corps évoluent au fil du temps vous permet d'ajuster vos habitudes et vos horaires pour continuer à favoriser une digestion saine. Une connaissance à long terme, que ce soit par le biais de recherches, de consultations avec des experts médicaux ou d'expériences personnelles, vous aide à tirer des conclusions éclairées sur les choix en matière d'alimentation, d'exercice et de mode de vie qui maintiennent votre digestion en bonne santé pendant longtemps.

• **Réflexions Finales**

Le pouvoir de comprendre et de nourrir votre métabolisme pour une santé et un bien-être à vie

Comprendre le fonctionnement de votre digestion est probablement l'un des atouts les plus incroyables que vous puissiez avoir pour votre bien-être et votre santé à long terme. Votre digestion n'est certainement pas une substance statique, elle est influencée par la nourriture que vous mangez, la façon dont vous bougez, la façon dont vous dormez et, étonnamment, votre état proche de chez vous. Vous pouvez améliorer votre vitalité physique, votre vivacité mentale, votre stabilité émotionnelle et votre bien-être général en adoptant une approche holistique qui favorise la santé métabolique.

Le chemin vers un bien-être et une santé durables ne se résume pas à la perfection, mais à la constance. Des bénéfices à long terme peuvent résulter de changements modestes et durables dans le mode de vie, l'exercice et l'alimentation. Lorsque vous vous concentrez sur votre digestion et que vous la maintenez, vous investissez dans votre avenir, en vous assurant d'avoir l'énergie, la force et la souplesse nécessaires pour mener une vie dynamique et satisfaisante.

Dans l'ensemble, mener une vie métaboliquement améliorée ne se résume pas à contrôler son poids ou ses calories, mais à soutenir la capacité innée de votre corps à fournir et à utiliser efficacement l'énergie. Il s'agit de cultiver un mode de vie qui équilibre la santé émotionnelle, mentale et physique. Avec une compréhension plus approfondie de la digestion et des informations pour l'aider, vous pouvez façonner votre bien-être, votre prospérité et votre espérance de vie pour une longue période.

<u>La Fin</u>

9 798340 790200